钟广玲◎著

人-机协作
对员工AI焦虑情绪的
影响研究

RESEARCH ON THE IMPACT

OF EMPLOYEE'S AI ANXIETY UNDER

HUMAN-AI COLLABORATION

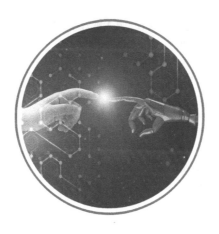

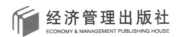

经济管理出版社

ECONOMY & MANAGEMENT PUBLISHING HOUSE

图书在版编目（CIP）数据

人-机协作对员工 AI 焦虑情绪的影响研究 / 钟广玲著.
北京：经济管理出版社，2025. 7. -- ISBN 978-7-5243-
0455-5

Ⅰ．R395.6-39

中国国家版本馆 CIP 数据核字第 2025F0B987 号

组稿编辑：赵亚荣
责任编辑：赵亚荣
一审编辑：李光萌
责任印制：许　艳
责任校对：王淑卿

出版发行：经济管理出版社
　　　　　（北京市海淀区北蜂窝 8 号中雅大厦 A 座 11 层　100038）
网　　址：www.E-mp.com.cn
电　　话：（010）51915602
印　　刷：唐山玺诚印务有限公司
经　　销：新华书店
开　　本：720mm×1000mm/16
印　　张：10.75
字　　数：159 千字
版　　次：2025 年 8 月第 1 版　　2025 年 8 月第 1 次印刷
书　　号：ISBN 978-7-5243-0455-5
定　　价：78.00 元

前　言

随着人工智能（Artificial Intelligence，AI）技术的发展，组织中员工利用 AI 技术来完成生产任务已经成为常态。已有研究主要关注人-机协作下企业绩效、组织决策、战略等组织层面的问题，甚少关注人-机协作下员工的个体特征如自我效能感、不确定性规避等对员工 AI 焦虑情绪的影响。从实践的角度而言，人-机协作下员工 AI 焦虑情绪可能会影响到员工个体的主要行为。因此，无论是从理论角度还是从实践角度，探索人-机协作下员工 AI 焦虑情绪的影响因素显得极其重要。

基于情绪认知评价理论和社会认知理论，本书构建了人-机协作情境下员工 AI 焦虑情绪的形成机制模型。实证研究发现：人-机协作与员工 AI 焦虑呈正相关关系；不确定性规避调节了人-机协作与员工 AI 焦虑的正向关系；自我效能感在人-机协作影响员工 AI 焦虑的过程中起到中介作用。本书对 11 位访谈对象的访谈数据进行编码分析，所得结论与实证研究所得结论基本一致。

本书拓展了人-机协作情境下对员工 AI 焦虑情绪的影响机制，探索了人-机协作情境下员工自我效能感的作用机制路径，揭示了人-机协作情境下对员工 AI 焦虑情绪的调节机制。就实践角度而言，为人-机协作情境下如何减少或者消除员工 AI 焦虑提供了可供参考的建议。同时本书也存在量表不够丰富等不足，期望未来可以继续深化研究。

目　录

第一章　绪论

一、研究背景

（一）实践背景

作为新一代科学技术的主要代表之一，人工智能（Artificial Intelligence，AI）技术已经广泛应用于社会、经济、管理等领域，成为组织创新驱动发展的核心驱动力之一（徐宗本，2021）。诸多实践案例已经证明，人工智能作为一种虚拟劳动力，可以更高效率、更低成本地完成工作，增加企业利润（Daugherty and Wilson，2018）。AI 技术是引领新一轮科技革命和产业革命的战略性技术，势必在很大程度上改变传统的生产生活方式（郭凯明，2019）。美国人工智能实验室OpenAI 于 2022 年 11 月 30 日发布了 ChatGPT 应用程序（GPT-3.5 模型），它是AI 技术驱动的自然语言处理工具，它以自然语言对话的方式与用户进行交互，使用者在对话框中输入信息后就能够即时获得 ChatGPT 的回复。2023 年 3 月 14

日，OpenAI 公布了最新版本的 GPT-4 模型，添加了支持图像输入的功能。以 ChatGPT 为代表的新一代 AI 技术快速发展，已得到全球的关注与讨论。

据国家统计局数据显示，仅 2022 年 9 月，全中国智能工业机器人产量为 322544 套，同比增长高达 15.1%，连续两年保持两位数以上增长，由此可见，中国企业对工业机器人的需求增长异常迅猛。以上数据表明，越来越多的企业在生产制造流程中使用 AI 工业机器人（Rysz and Mehta，2021），并且呈现迅猛发展的趋势。

美的官网新闻中心显示，2021 年 7 月，广东美的企业正式上线全球智能工厂，在生产制造业务中首次应用了 5G 融合定位技术，建设 5G 全连接工厂。在生产制造环节，充分利用智能制造技术，从根本上提升生产效率和效益。美的现有机器人数量为 800+，共有 8 个机器人与工业生产基地，营业额为 32 亿欧元。

AI 机器人不仅普遍用于生产制造企业，还广泛用于餐饮企业。深圳厨奇自胜智能餐饮管理有限公司下属的"一面派"品牌，利用 AI 烹饪机器生产面条。AI 烹饪机器人在店面现场拉面、煮面，AI 机器人可全程精确感知烹饪水温、水位，精准进行多锅位智能匹配，精准控制每锅煮面火候及时间，全程智能自动完成拉面、煮面和捞面，确保面条与人手零接触，维持新鲜面条的极致卫生。该公司利用智能机器人首创面条美食智能厨房，大幅度提升餐品品质，同时降低人工成本 70%、提高经营效率 200%。

由此可见，AI 机器人已经被广泛运用到社会生产、生活的各个方面。通过与其他学科领域的交叉融合，最后完全融入人类社会发展的各个领域，AI 将进一步释放巨大能量，从而创造新的强大引擎（郑南宁，2019）。

AI 技术在组织中普及是未来组织发展的必然趋势，但并不意味着将人排除在 AI 技术之外，恰恰相反，AI 技术仍需要以人为中心进行运转和发展。人的智慧是 AI 技术的核心，只有人的智慧和主动性才能使 AI 技术发挥最高的效率。AI 技术的应用并非简单地机器人取代人，而在于解放人，让人能有比以往更多的时间和精力去聚焦如何提升生产效率和产品、服务问题。

随着 AI 机器人已经开始运用到社会生活的方方面面，无论 AI 机器人如何智能，人在 AI 机器人或者 AI 技术产品的协助下一起完成生产任务将越来越普遍。同时，也出现了不少棘手的问题，人–机协作是利还是弊呢？这是组织管理者亟须解决的问题之一。随着 AI 机器人和 AI 技术产品越来越多地应用到社会的生产和服务中，员工如何在 AI 技术的辅助下高效地完成工作成为企业发展的关键，人–机协作中出现的问题也越来越突出，亦成为管理者亟须解决的问题。

（二）理论背景

1. 情绪认知评价理论

拉扎勒斯（Lazarus）是情绪认知评价理论的主要代表人物之一，他在研究中指出情绪是人与环境相互作用的产物，情绪可以看成是对感知的评价，由此引发身体生理变化和动作。情绪认知评价理论认为，个体对某个事件或某一情境的认知评价会导致个体有不同情绪的状态，个体的情绪会对其后续的行为产生影响（Koopman et al.，2020），同时个体行为对个体情绪产生影响作用。情绪评价理论不仅解释了个体情绪产生的过程，还解释了个体情绪和个体行为之间互相影响的作用关系。

近年来，不少学者将情绪认知评价理论运用到组织行为学领域来研究个体的行为与情绪之间的相互作用，如有学者就基于情绪认知评价理论探索上司创意拒绝对知识型员工趋避行为影响的内在机制与边界条件（赵富强等，2023）；有学者基于该理论研究了康养旅游地居民对康养旅游发展的支持行为（何莽等，2022）；有学者基于该理论研究了企业社会责任感对员工创新行为的影响（Bouichou et al.，2022）；有学者运用该理论研究了地位提升和地位损失对个体态度和行为的动态影响机制及归因属性的调节作用（王碧英等，2020）；也有学者基于该理论构造情绪模型，研究了虚拟人的情绪感知模型（刘婷婷等，2020）。

情绪认知评价理论认为，环境是影响情绪不可或缺的因素之一。AI 技术的迅猛发展是当今信息社会发展的趋势之一，AI 技术的发展给个体的情绪特别是焦虑情绪的影响作用是本书要研究的焦点问题。人-机协作已成为工作场所的常态之一。虽然不少学者已经将情绪认知评价理论运用到组织管理学领域来研究个体的行为和情绪，但将其用于研究人-机协作场景下个体情绪的还比较少。

2. 社会认知理论——自我效能感理论

班杜拉于 1977 年提出自我效能感理论，主要用于揭示在某些特殊情境下动机产生的原因。自我效能感理论是社会认知理论下的一个分支。班杜拉认为自我效能感是个体在成功完成计划任务时所表现出的对自身能力的自信态度（Bandura，1986），是个体对自我能力的主观感知。自我效能感作为个体行为预测变量，被广泛应用于诸如组织理论、创业研究等领域。有学者认为创业自我效能感可以有效提升企业绩效（李慧慧等，2022）；有学者研究指出了员工自我效能感与工作要求、工作资源和工作幸福感之间的关系（彭坚等，2023）；有学者验证了自我效能感和社会责任感的调节作用（Lee et al.，2023）；有学者指出了自我效能感与 AI 恐惧和接受之间的关系作用（Montag et al.，2023）。

在人-机协作的工作情境下，与传统的工作情境相比，员工的情绪到底会有哪些新的变化呢？AI 技术是与以往任何技术都不同的技术，企业员工在利用 AI 技术来辅助完成工作任务时将面临诸多不确定性。员工在即将面临或者正在面临诸多不确定性时，将会出现紧张、担忧甚至焦虑的状态。在心理学领域，焦虑是当个体遇到不确定情境时，对潜在的危险缺乏应对手段而表现出来的恐慌、紧张和担忧的应激状态（张敏，2020）。焦虑是人们面对不确定事件时所呈现的一种应激反应，包含存在焦虑、价值焦虑、本体焦虑、道德焦虑等不同形态（肖伟胜，2014）。员工的焦虑状态从情绪认知评价理论和社会认知理论的角度来看，如何触发，又如何作用呢？从目前的研究文献来看，将情绪认知评价理论和社会认知理论应用于人-机协作情境中员工个体情绪的研究很少，尤其是对员工焦虑情绪的研究更是少之又少。

二、研究内容

在 AI 技术普遍应用的场景中，人-机之间的关系较以往有很大的不同，有学者指出在人机互动过程中，将导致员工拥有的资源的结构发生根本性的变化，进而影响员工的工作态度和行为（朱晓妹等，2021）。唯有通过人的智慧，发挥主观能动性，利用 AI 技术，才能服务组织的需要，为组织创造价值，为社会提供帮助和服务，成为更先进的生产力。有学者研究了 AI 对人力资源管理核心职能领域的当前和潜在影响，指出 AI 对公共价值、公平和传统绩效体系原则等的主要挑战（Johnson et al.，2022）。

人-机协作的焦点依然在人身上，AI 技术无论多么智能都只是劳动者完成工作的辅助工具。面对越来越多、越来越智能的 AI 机器人，员工经历的焦虑是以往无法体验到的。人-机协作中，员工的焦虑情绪能影响员工按时按质完成工作任务的效率。

情绪作为影响人日常生活的一种情感表达和心理的外在表现，是客观存在的。人的情绪受多方面的影响，人的情绪影响人的决策，人的情绪影响人的工作积极性，进而影响工作效率。情绪有正面情绪和负面情绪，无论是前者还是后者，对组织中的管理活动都有关键的影响作用，至于如何影响，其中的机理是什么，仍然处在探索阶段。

人-机协作共同完成工作任务时，员工情绪方面的问题会受何种因素的影响，以及员工焦虑情绪在人-机协作中的触发机制目前是一个未知的领域。人-机协作引发负面的情绪，与对未知的不确定性、不能确定自己是否能胜任利用 AI 技术一起完成工作任务、员工对新事物的接受程度、员工对科学技术的接纳程度、员工对完成工作的意愿、员工对薪资水平的满意度、员工的心理抗压能力、组织的激励措施等都有关系。在这些诸多的因素当中，哪些是主要因素，哪些是次要因素，是本书重点关注的目标。人-机协作情境下，影响员工焦虑情绪的因素主要有三个。

（一）人-机协作对员工 AI 焦虑的影响作用

在人-机协作的工作情境下，工作的流程、可能会发生的意外及对意外的处理方式和能力、需要掌握的都是跟以往传统的方式不一样的，所需的技能、员工对 AI 技术的了解、自我学习能力、心理抗压能力、对新事物的接受程度等又会怎样影响员工的焦虑情绪呢？员工的焦虑情绪受人-机协作的影响程度如何？其中的触发机制又是什么？目前这方面的研究尚不多，这是本书研究的首要问题。

（二）员工不确定性规避和员工 AI 焦虑情绪的作用关系

人-机协作下，员工不得不面对新的工具、新的工作流程、新的技术操作等，必须时刻根据新的变化来及时调整自己、改变自己、重塑自己，但同时总是隐隐地担心着哪个变故、哪个意外需要做出及时而合理的处理。总的来说，人-机协作下，员工感知到的不确定性因素比以往多，同时，不确定性因素是员工产生焦虑的重要因素之一。员工的不确定性规避对员工焦虑情绪有影响吗？它的影响有多大？触发的机制是什么？这是又一个亟须研究的问题。

（三） AI 技术培训如何影响员工焦虑情绪

员工的情绪状态在很大程度上决定了员工能否积极参与创造性活动和他们在此活动中付出努力的大小。同时员工情绪不仅会影响员工的身心健康，长此以往终将影响到组织绩效。学者们相继提出情绪模型来研究情绪的产生、触发、发生、影响等，如环形模型、隐马尔可夫情绪模型等。无论哪一种模型均有其固定的缺陷。作为一种紧张不适的社会心态或者说社会心理紧张，焦虑也可能成为在个体化的风险社会中推动社会变革、促进新社群形成的一种新动力（王小章，2015）。AI 技术培训是人力资源管理员工培训内容之一，AI 技术培训能否缓解员工焦虑情绪？影响的机制又如何？这是需要进一步研究的问题。

三、研究意义

（一） 理论意义

第一，以情绪认知评价理论和社会认知理论为基础，考虑人-机协作情景下，员工 AI 焦虑情绪的影响作用机制；组织人力资源管理员工培训中对员工进行 AI 技术培训对员工 AI 焦虑情绪的影响作用；作为员工特质之一的不确定性规避对员工 AI 焦虑情绪的调节机制。

第二，在人-机协作情境下，从组织管理角度和员工个体角度去探讨员工 AI 焦虑发生的机制，拓展了员工焦虑情绪研究的范围，同时探讨了不确定性规避和员工 AI 焦虑情绪的作用关系。

第三，探讨了人-机协作情境下，作为员工个体特征之一的自我效能感对员工 AI 焦虑的作用机制，丰富了自我效能感研究的范围。

（二）实践意义

第一，根据现有的理论模型，在人力资源管理实践中提供 AI 技术培训不一定和员工 AI 焦虑情绪有作用关系，可以为组织管理实践活动提供一定的实践指导。

第二，根据理论模型，本书可利用 AI 相关模拟算法和计算机仿真技术，预测员工不确定性规避高低是否符合人-机协作下的岗位需求，并根据预测结果实施相关的预防措施，为缓解员工 AI 焦虑情绪提供一种借鉴方式。

第三，根据研究结论，本书可为企业加强对员工 AI 焦虑感的疏导提供一定的理论指导，为企业定期了解员工 AI 焦虑感、制定合理的方案去帮助员工减少人-机协作下员工 AI 焦虑感提供借鉴。

四、研究思路

（一）研究方法

为了更好厘清人-机协作情境下员工 AI 焦虑情绪的影响机制，本书采用的研究方法如下：

1. 文献研究方法

在选题提出后，查阅与选题相关的中外文献，并对文献进行科学系统的梳理和归纳，试图从中找出事物发展的规律和可以参考的研究方法。

2. 问卷调查法

根据研究的结果和对现有文献的梳理，编制人-机协作情景下员工 AI 焦虑情绪表现问卷。通过调查问卷，进行数据分析，找出数据之间的规律，综合分析后得出结论。

3. 统计分析法

通过 SPSS、Mplus 等统计软件和分析方法，对样本数据进行处理，主要检验内容有共同方法偏差、各变量的描述性统计、信度、效度，并通过建立回归方程检验结果变量之间的关系。

4. 访谈法

本书主要采用半结构化访谈法，通过对有使用过 AI 技术的员工进行逐个、逐步的深入访谈，对访谈内容进行归纳、总结，经过系统梳理分析后判断人-机协作对员工 AI 焦虑的影响因素，进而构建模型。

（二）研究技术路线

本书的研究思路：首先确定选题，进而对研究进行构思和设计，在此基础上提出研究模型和研究假设；其次通过开展实地调研，展开线上和线下的调查，获取原始数据后通过统计软件工具来分析数据并检验研究假设；最后得出结论和对研究问题的讨论（见图1-1）。

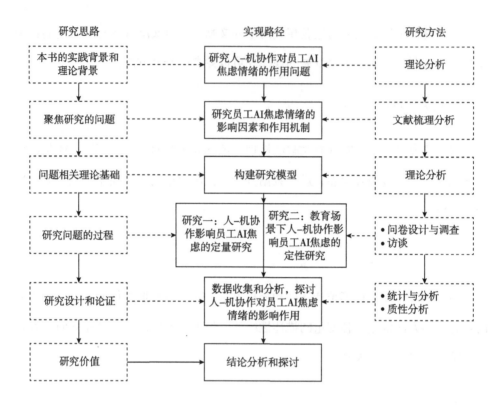

图1-1　研究技术路线

资料来源：笔者整理。

（三）内容框架

本书内容框架大致如下：

第一章为绪论，介绍研究背景、研究内容、研究意义和研究思路。首先介绍了 AI 技术被广泛应用于社会生活的各个方面；智能机器人越来越多地被企业运用到企业生产制造中，人-机协作共同完成工作任务已经成为企业的日常。

基于情绪认知评价理论和社会认知理论的理论基础，提出了人-机协作下员工不确定性规避的作用机制，阐述了 AI 技术培训有可能对人-机协作下员工 AI 焦虑情绪产生影响，分析了员工自我效能感可能对员工 AI 焦虑情绪产生部分影响。结合研究的问题，提出了研究的思路和方法，在此基础上，明确了全书的内容框架。

第二章为文献综述，主要介绍中外文献的梳理和归纳。通过文献调研法，阐释了情绪认知评价理论和社会认知理论应用领域的研究现状，通过对以往的文献调研，基于情绪认知评价理论和社会认知理论视角，对研究涉及的相关变量如人-机协作、员工 AI 焦虑、不确定性规避、AI 技术培训、自我效能感的定义进行解释并总结相关测量维度，对人-机协作情境下员工 AI 焦虑情绪的研究情况进行分析与综述。

第三章为理论基础与研究模型，是对研究问题的假设及概念模型的提出。本章结合情绪认知评价理论和社会认知理论的理论基础和相关研究的观点，以科学、系统地认识、研究问题为原则，以理论创新为目标，分别阐述了人-机协作情境下 AI 技术培训对员工 AI 焦虑情绪的影响作用、不确定性规避、自我效能感对员工 AI 焦虑情绪的影响作用，在此基础上提出研究模型。

第四章为研究一：人-机协作影响员工 AI 焦虑的定量研究。本章严格按照问卷调研的方法和步骤要求，充分考虑调研的实际情况，科学开展研究设计；明确调研对象，严格把控调研进度和质量，科学设计研究量表，采用合理的抽样方法进行问卷调研，为后续量表的信度、效度检验和假设检验做好准备；同时进行实证分析与结果展示。本章根据理论模型和命题假设，利用相关的计算机软件对数据进行处理和全面分析，并在此基础上进行实证分析和结果展示。

第五章为研究二：教育场景下人-机协作影响员工 AI 焦虑的定性研究。基于扎根理论，对访谈者的数据进行收集、整理和编码，运用系统科学的编码方式对数据进行概念抽取，通过现象总结出研究问题的本质，最后得出相关的命题。

第六章为研究结论与讨论。本章总结了全书的研究结论，归纳了文献调研和实证研究的重要结论，从理论和实践两部分阐明了本书的管理启示，进一步说明了本书的理论价值和贡献，同时指出本书的研究局限，对后续的研究问题进行了展望。

第二章　文献综述

本章首先回顾了人-机协作的概念定义、人-机协作的相关研究、员工 AI 焦虑的概念定义、员工 AI 焦虑的维度和测量、员工 AI 焦虑的相关研究、不确定性规避的概念定义、不确定性规避的维度和测量、AI 技术培训的相关研究、自我效能感的相关研究等文献，阐述了人-机协作下员工 AI 焦虑情绪、不确定性规避、AI 技术培训、自我效能感的研究近况，概括了人-机协作下 AI 技术对组织管理尤其是对员工 AI 焦虑情绪的作用等相关文献研究。

一、人-机协作研究

人机关系经历了人机辅助、人机互动、人机结合、人机融合和超人机融合的复杂演变，带动了信息生产传播方式的螺旋式上升（赵渊，2019）。随着 AI 技术在不同行业和组织中的应用，组织的信息流动速度加快了，组织成员得以更新，人机交互的新形态和新模式推动着行业和组织架构、组织目标与任务的变革与再造（苏竣等，2021）。

人-机协作是人机关系中最重要的关系之一，有学者对人机关系理论分析框架进行细分拓展,并从人-机双向关系、机-人关系、人-机关系等维度系统剖析人机交互关系(何江等,2023)。人机协同反映的是人对 AI 技术在工作任务上的依赖程度,同时,随着机器智能化水平的提高而提高(盛晓娟等,2022)。自从 ChatGPT 推出使用后,AI 技术的发展使得人-机协作成为当代社会中重要的知识生产方式之一(Jemielniak and Przegalinska,2020)。ChatGPT 的出现与应用将实实在在地改变人类社会生活,同时改变整个商业模式、组织形态,以及人们的工作与协同方式(彭剑锋,2023)。

(一) 人-机协作的定义

很多学者认为,与前几次技术革命不同,AI 技术引发的人机关系变革是巨大的(刘大卫,2020)。以 AI 为首的新一代科技革命已经对人类社会的发展产生根本性的影响,这次技术变革是 AI 新技术的变革,对组织及组织中个体的冲击和影响更为巨大。目前,员工与智能机器协作共同完成组织下达的任务,甚至进行工作中的创新,已经成为组织中的常态之一。AI 技术的应用改变了工作场所中人与智能机器之间的关系,人与智能机器之间形成相互依赖、协同合作的关系(杜娟,2019)。不同于以往的新技术,AI 技术具有破坏力更大、影响力更强的特点,随着 AI 技术的运用,人-机协同将成为智能进程下的常态化机制(彭兰,2020)。

近年来,AI 技术在医疗、教育、智能制造等领域得到了广泛的应用,极大地丰富了人-机协作的应用场景(李敏等,2022)。人-机协作作为一种新兴的柔性制造模式,可充分利用人员与机器人的优势,弥补各自的相对不足,使人与机器人得以在共享的工作空间内完成复杂的制造任务,近年来受到了学界与业界的广泛关注(Wand et al.,2019)。人与机器人展开协作任务的进程可分为三个阶段:人与机器人能够在共享空间中进行安全作业的初级目标;人类能够与机器人进行自然的交互；人与具有自组织、自决策、自规划能力的机器人进行沉浸协作任务（Bi et al.，2021）。随着 AI 技术在不同行业和组织中的应用，组织的信息流动速度加快了，组织成员得以更新，人机交互的新形态和新模式推动着行业和组织架构、组织目标与任务的变革与再造（苏竣等，2021）。丁汉（2021）认为，能与作业环境、人和其他机器人自然交互、自适应复杂动态环境并协同作业的机器人是共融机器人。在高度智能化的环境下，随着机器智能化、自主性的增强，人机关系将从工具性关系走向人机融合（王锋，2021）。部分学者由员工与机器人工作的场景提出的人-机协作三个阶段，有其局限性，但对于智能制造行业而言有比较大的借鉴意义（鲍劲松等，2022）。

根据工作目标、工作空间、工作时间等参数对人机关系的演变过程进行划分，依次为人机共存、人机交互、人机合作和人-机协作，人-机协作中人和智能机器可通过直接和间接接触共享操作意图和行为，共同协调系统内的资源与信息，共同承担系统的决策与控制，动态调整优化任务的执行过程（Wang et al.，2019）。部分学者认为人-机协作是指人与机器之间，以实际的接触方式或者以无接触的方式进行合作，共同完成一项复杂的任务（杨赓等，2022）。人-机协作研究的是人与机器同时工作时如何利用人类强大的认知决策能力和机器强大的计算、通信和存储能力来解决问题，其目标是由人和机器共同高效、高质量地完成一项任务（陈荟慧和钟委钊，2023）。

本书主要关注的是在 AI 技术广泛应用到生产、服务等领域中的情境下，参照先前研究关于人-机协作的相关概念界定，现将人-机协作界定为员工使用 AI 机器或相关的 AI 技术产品来协助完成工作任务的程度；人-机协作过程中，员工通过指令的输入让 AI 机器按照相应的设定指令来进行工作。在这个人-机协作的系统中，人、机器是系统的主要组成部分，其中人是关键因素。

（二）人-机协作的相关研究

有学者用案例分析的方法对 AI 作为创新主体与人协同创新进行了研究（吴小龙等，2023）；ChatGPT 推出使用后，为实现知识共建，大语言模型与人类之间的协作关系尤其重要；为促进人-机协作，应建立多元主体信任关系（张钺等，2023）。AI 技术的发展促使人力资源实践管理的流程、职能和活动发生根本性变化（Budhwar et al.，2023）。

1. 人-机协作对组织管理的影响

从智能制造对战略的影响研究领域来看，肖静华等（2019）在情境模拟法和决策场景法等研究方法的基础上，提出了基于智能制造数字孪生的战略场景模型及其方法，拓展了现有企业战略决策分析的研究。有部分学者从战略匹配调节作用的角度阐述了智能化转型、智能化能力与制造企业转型绩效（郑勇华等，2022）。郭凯明（2019）认为，AI 是引领新一轮科技革命和产业变革的战略性技术，并研究了 AI 发展对产业结构转型升级和要素收入分配格局的影响。有学者提出在信息技术与管理能力不平衡情境下企业实现智能制造跨越式战略变革的理论模型，不仅对战略变革和组织学习两个领域形成理论推进，而且可为国家智能制造的政策制定和企业智能制造的变革实践提供管理启示（肖静华等，2021）。

徐鹏和徐向艺（2020）结合 AI 的特征与发展趋势，从管理对象、管理属性、管理决策和管理伦理四个方面对 AI 时代企业管理变革的逻辑进行了梳理，得出以下六点推论：第一，AI 时代，被管理者将出现越来越多的"AI 员工"，以"社会人"为中心的管理理论和管理手段的适用性降低，如何管理"AI 员工"及协调人类员工与智能机器人的关系将对管理者提出挑战；第二，AI 时代，管理属性不仅包括管理理论的科学性、管理实践的艺术性，还包括管理过程的技术性；第三，AI 时代，将出现一批优秀的技术管理者，技术管理者指的是掌握智能技术的管理者；第四，AI 时代，管理活动中的决策准则将由"满意决策"过渡为"最优决策"；第五，AI 时代，管理手段的智能化发展可能会加剧管理效率和管理伦理的冲突；第六，随着 AI 技术发展，政府、社会团体和行业协会有必要从政策、法律与行业标准等多个方面构建 AI 发展伦理的多层次约束机制。

AI 对组织绩效影响的研究：部分学者基于企业能力理论视角研究智能化转型对转型绩效的内在作用机制（郑勇华等，2022）；王学义和何泰屹（2021）研究了人力资本对 AI 企业绩效的影响。AI 技术对组织决策的影响研究：裴嘉良等（2021）通过研究识别出 AI 算法决策潜在的负面影响，对于正确认识组织决策中 AI 的应用具有理论意义和实践价值。AI 技术对劳动关系的影响，如崔艳（2022）分析了 AI 发展背景下劳动关系的变化。郝力晓和吕荣杰（2021）认为，劳动型人工智能和劳动力之间的替代弹性、广义劳动和广义资本之间的替代弹性、企业人力资本结构及发展阶段，是 AI 影响劳动力工资水平的中间机制。

2. 人-机协作对微观个体的影响

张劲松和武红阵（2021）指出，人工智能嵌入人类生活后，人的自由发展成为可能。李少远和殷翔（2021）阐述了信息物理世界如何实现人机共融协同。在人-机协同的过程中，人的价值观主宰机器的价值判断，人机关系则反映人对机器的情感体验与态度，员工的态度正向影响技术的运用（Lundgren et al.，2017）。

随着 AI 技术的兴起与普及，不少学者研究了 AI 技术对企业组织中微观个体的影响，如 AI 应用对企业劳动收入份额的影响（金陈飞等，2020）。有学者探讨 AI 机器人的使用对我国中低端技能岗位员工工作绩效的影响，该研究发现 AI 机器人的使用对员工工作绩效和成长需求强度均有倒"U"形的影响，先升后降，即从积极影响过渡到消极影响（周文斌和王才，2021）。

不少学者的研究表明，在工作场所中使用 AI 技术或者 AI 机器时会对员工的情绪有直接影响。王才等（2019）的研究表明，AI 机器人的使用会给员工带来工作不安全感，而工作不安全感又会负向影响员工的工作绩效。朱晓妹等（2020）的研究结论表明：AI 技术的应用既可以直接预测员工的消极情绪，又可以分别通过工作要求、技能要求的中介作用间接预测员工的消极情绪。有学者认为人-机关系是人与智能机器之间形成的新型人际关系，在人机互动过程中，智能机器导致员工拥有的资源结构发生根本性变化，进而影响员工的情绪（程延园等，2022）。随着 AI 系统在生产和生活中的广泛应用，人机协同决策会对参与其中的个人或群体提出特定的要求，机器行为也可能导致一些新的社会现象或问题，对人的心理、行为、生活和工作等产生较大的影响（曾大军等，2021）。有学者强调"人"在协作任务中的重要性，充分考虑协作人员的心理状态和生理状态，在确保任务完成的前提下，尽可能地发挥人的主观能动性，为实现面向人本智造的人-机协作新范式提供了支撑（刘鑫等，2023）。

3. 人-机协作现有研究的小结

就目前有关人-机协作的研究来看，部分学者对人机协同的问题已有一定的成果；较多学者就组织战略视角对人-机协作问题做了不少研究；徐鹏和徐向艺（2020）就 AI 特征和发展趋势从管理对象、管理属性、管理决策和管理伦理四个方面进行了详细的梳理；AI 对转型绩效、人力资本方面的研究已有不少的成果；AI 技术对企业组织决策、劳动关系的影响也有了初步的研究成果。

系统梳理现有的文献后发现，与 AI 技术使用相关的人-机协作方面的研究主要集中在宏观结构层面，如劳动就业、产业经济，以及企业生产管理模式变化方面，但还未触及个体员工情绪特别是焦虑情绪这一微观层面。

二、员工 AI 焦虑研究

在人机交互过程中，人类会不可避免地发生各种心理需求、情绪情感状态的变化（刘烨等，2018）。人机交互是人-机协作的一个环节，因此人-机协作过程中员工的心理需求、情绪状态等也会发生变化，特别是面对日新月异的 AI 技术，员工 AI 焦虑情绪的变化更加显著。AI 技术的出现和迅猛发展会让员工感受到学习的压力、工作岗位被替代的压力，进而产生一系列的情绪反应，如焦虑，同时让个体在一定时间内处于焦虑的状态。面对同样的压力源，不同员工的认知和反应并不相同（姜福斌和王震，2022），但从人-机协作下员工的认知和反应来研究员工 AI 焦虑才刚刚开始。

（一）员工 AI 焦虑的定义

员工 AI 焦虑与技术焦虑密切相关。技术焦虑是指用户在考虑其自身能力和意愿的情况下使用技术相关工具时的一种心理状态（赵磊磊等，2022）。科技是把双刃剑，在人工智能时代给人类社会带来重重焦虑：对主体性安全缺失的焦虑，对人与技术主客颠倒的焦虑，对资本驱动下的社会再生产的焦虑，以及对新伦理道德风险的焦虑（张风帆，2020）。有的人对人-机协作可能是渴望的、期盼的，有的人可能对新事物、新技术心生抵触，产生敌对情绪。

组织中存在五个层次的情绪，分别是个体内部的情绪、个体间的情绪、人际互动中的情绪、团队情绪和组织情绪（Ashkanasy，2003）。汤普森也把情绪管理诠释为个体适应现实社会环境的一个过程，是个体对情绪变化的灵敏性、应变性和有节制的逐步反应的过程，是个体以一种具有针对性的、条理性的方式，快捷而有效地顺应外在情形转变的过程（Walden and Smith，1997）。从现有的研究成果来看，员工工作情绪影响因子的作用机制有以下四种范式：行动理论范式、资源守恒理论范式和控制理论范式（贾利军等，2010）。

由于个人的焦虑水平各有不同，有学者认为对 AI 技术的焦虑包括对技术提升的模糊态度、对自主性的困惑及社会技术的盲目性等（赵磊磊等，2022）。员工 AI 焦虑是基于 AI 技术盛行的现实情境，引发未来预期在与 AI 产品进行协作完成工作任务的联想，从而引起对未来工作的担忧。Johnson 和 Verdicchio（2017）认为，员工 AI 焦虑是由于人们对 AI 发展方向的不明确而产生的一种紧张和恐慌情绪。AI 焦虑是在人-机协作的情境下，员工对 AI 技术所带来的变化而体验到的担忧的情绪状态，它是 AI 技术广泛应用到工作场景导致员工不得不通过人-机协作共同完成工作任务时体现的焦虑状态（Suseno et al.，2022；Li and Huang，2020）。Wang 和 Wang（2019）认为，AI 情境下的员工焦虑（以下简称"员工 AI 焦虑"）是一种抑制人类与 AI 发生交互作用且表现在整体情感上的焦虑，可以从 AI 技术学习焦虑、工作替代焦虑、AI 配置担忧、社会技术盲症等四个方面来衡量员工在利用 AI 机器或者 AI 技术产品协助完成工作时的焦虑状态的情况。本书把此观点作为 AI 焦虑的定义。

（二）员工 AI 焦虑的维度和测量

Wang 和 Wang（2019）将人-机协作情境下的员工 AI 焦虑情绪分为 AI 技术学习焦虑、工作替代焦虑、AI 配置担忧、社会技术盲症四个维度。

1. AI 技术学习焦虑

有学者认为把 AI 技术引入工作场所后，将改变工作流程、工作方法和工作特征，重组原有工作岗位的任务内容，提高岗位技能要求，增加工作转换成本（Graig et al.，2019），会让员工产生对 AI 技术学习的焦虑。AI 技术学习焦虑是指 AI 技术的使用者使用 AI 技术前进行 AI 技术学习的心理状态，是员工在与 AI 技术进行互动前所体验的技术学习焦虑和恐惧的感觉。学习焦虑指的是个体对学习人工智能技术缺乏自信，感知学习困难时会产生焦虑（Li and Huang，2020）。在人-机协作情境下，AI 技术作为一种新的技术应用到生产和服务领域中，对员工而言，学习 AI 技术就成了必不可少的工作需要。因为个体的差异，特别是当个体感知学习 AI 技术比较复杂或者比较困难的时候，员工对 AI 技术学习的焦虑将明显上升。

2. 工作替代焦虑

近年来，人工智能、机器人等新技术迅猛发展引发了对"机器替代人"的恐慌（王君和杨威，2017）。随着近年来企业智能化速度的加快，AI 对劳动力的替代程度远远超过传统的机械化和自动化，人工智能即将引爆的"失业危机"引起社会的高度关注（谢萌萌等，2020）。为有效降低人力成本和劳动力投入，企业越发希望通过引进 AI 技术取代人的脑力劳动，员工在享受 AI 技术带来便利性的同时，也面临被 AI 技术替代的潜在风险（Frey and Osborne，2017）。工作替代焦虑是观察他人的经历或担心被 AI 所取代而引起的焦虑（Li and Huang，2020）。已有研究显示：技术性失业担忧并不是仅存于某些行业中，而是弥漫于中国绝大多数制造业行业中（范长煜和邓韵雪，2022）。随着 AI 技术普遍用于生产和服务领域，越来越多的人工岗位悄无声息地被 AI 技术替代。对于企业员工来说，引发 AI 焦虑的主要因素是就业，包括岗位替代率高和岗位极化（何勤等，2020）。有研究指出谦卑型领导方式能够在一定程度上缓解物流企业员工对"机器代替人"的焦虑程度（乔梦琪和秦迎林，2022）。在 AI 技术普及的情况下，有些员工感知自己的岗位会被随时替代而失业，从而在某一段时间内产生心理上的焦虑状态，称之为"工作替代焦虑"。

3. AI 配置担忧

AI 技术正在快速融入人类的日常生活，人与 AI 机器的互动越来越频繁，既为人们带来了诸多便利，又使人类面临信息泄露、对技术不适应、伦理失范等新风险（Pasquale，2015）。例如，人工智能算法技术依靠对数据的快速自动化处理、技术赋权下聊天式的灵活交互和个性化的信息匹配精准推荐，带来媒体传播格局的算法变革（刘磊和张怀承，2022）。伴随着人工智能技术的广泛应用，"算法焦虑""信息茧房担忧""过滤气泡"等问题引起人们的高度关注。AI 技术虽然极大地方便了人们的生活，但也随之产生了隐私暴露、信息安全、数据滥用等问题。例如，ChatGPT 通过对人类数据的不断训练生成启发性内容，而其本身不具备识别感情色彩的能力，因此在数字素养教育中容易给出带有歧视性的内容或不当言论（王兆轩，2023）。随着 AI 技术的发展，人类能否控制高端配置的 AI 技术，能否解决高端配置的 AI 技术带来的如法律、道德、伦理等一系列问题，所有这些问题都会引起不少员工不同程度的担忧。人-机协作下，员工对 AI 配置安全性等问题的担忧称之为"AI 配置担忧"。

4. 社会技术盲症

社会技术盲症是指某一新技术在发展的过程中，由于人们对新事物的认知过程将对其产生比较大的认知不确定性，人们因此而表现出比较大的迷茫。AI 技术给企业员工带来的影响到底有多大及可能会产生的风险有多大，随着时间的推移大家将会逐渐感受到。因此，通常来说，技术带来的盲症在技术刚刚兴起时是比较大的。

（三）员工 AI 焦虑的相关研究

大数据技术包含大数据智能算法、云计算等。大数据时代，作为人工智能技术的重要组成部分，算法推荐技术极大地改变了传统的信息传播方式（付思琪，2022）。AI 技术的焦虑也包含算法焦虑。算法焦虑是用户因算法服务的一些负面体验而产生的负面情绪状态，包括忧虑、担心、慌张、不安等，已成为算法环境中突出的情感问题（查道林等，2022）。算法焦虑是一种自我意识里的焦虑，人们会感到无法拥有自我，无法拥有对其所处的环境的决定权（全燕，2022）。算法焦虑也属于员工 AI 焦虑的范围。有学者以算法焦虑为中介变量，研究了在线健康社区用户算法回避行为影响因素理论模型，其研究结果表明算法焦虑正向影响算法回避行为（杨选辉和严章宽，2024）。有学者提出人工智能教育正面临数据安全焦虑、依赖误导焦虑、偏见歧视焦虑及人工智能学习焦虑等一系列焦虑问题（陈祥梅和宁本涛，2022）。

有学者从员工年龄、受教育程度、岗位类型维度对员工心理状态的影响进行了详尽的分析，指出人工智能技术的快速发展也给员工带来了巨大的工作挑战，员工需要持续学习、快速迭代才能不被淘汰，员工工作压力大，表现出较高水平的心理焦虑感（郭娟等，2021）。部分学者根据情绪认知评价理论，以 AI 焦虑为中介变量研究了 AI 技术替代感如何通过 AI 焦虑去影响员工与 AI 合作意愿的中介机制，实证结果验证了情绪认知评价理论中个体 AI 技术替代感的增加会引发员工 AI 焦虑情绪（张恒等，2024）。

系统梳理文献后发现，目前学者们普遍认为 AI 技术的出现和快速发展对员工的心理焦虑是有比较大的影响的，关注比较多的是算法技术焦虑、学习焦虑、AI 合作意愿等方面，但现有对员工 AI 焦虑的研究还比较少，特别是员工个体特征对 AI 焦虑的产生和影响作用方面的研究还比较少。

三、不确定性规避研究

（一）不确定性规避的定义

Hofstede（1980）提出不确定性规避（Uncertainty Avoidance，UA）是指因不确定状况而感到威胁的程度，个体试图通过不容忍偏差的想法和行为及相信绝对真理和专业知识来避免不确定情况发生。Hofstede（1984）将不确定性规避定义为社会成员面对不确定性背景或者问题的容忍程度，本书采用此定义。孙瑾等认为高不确定性规避者不愿意接受新事物的变化，而低不确定性规避者勇于接受挑战，不受规则限制。高不确定性规避的员工，在面临不确定和不可预测的环境时感到紧张、焦虑和不安，并试图寻找各种方法避免这种不确定（Bakerds and Carsonkd，2011）。不确定性规避较高的员工在面对一些模糊的、不可预测的情境时会感到紧张、焦虑和不安，对新的、不同的想法、方法和概念的容忍度较低（刘追等，2016）。不确定性规避较高的个体对新颖的想法和观点的容忍度较低，认为吸收新知识存在风险，进行知识转移的主动性和意识较弱；不确定性规避较低的个体通常相信事情会有更好的解决办法，期望通过知识转移获取新的知识从而不断充实、提升自己（刘追等，2016）。

（二）不确定性规避的维度和测量

Hofstede（1984）的量表中有 3 个题项，分别是"安全对我的生活很重要"；

"生活中充满了不确定性，必须时刻警惕不好的事情发生"；"在做决定前听取来自各方面的意见十分必要"。

Jung 和 Kellaris（2004）的量表中有 7 个题项，分别是"我更喜欢墨守成规而不喜欢天马行空"；"我更喜欢具体的、详细的指令而不是泛泛的指导方针"；"当我不知道结果时，我很容易感到焦虑"；"当我无法预知后果时，我会感到有压力"；"当结果无法预测时，我不会冒险"；"我认为不应该仅仅因为务实的原因而去打破规则"；"我不喜欢模棱两可的情况"。

（三）不确定性规避的相关研究

目前，有学者就不确定性规避对消费者的购买意向的影响进行了相关研究（Hwangy，2009；Kailani and Kumarr，2011）。有学者探索了不确定性规避对跨文化的消费者的影响作用（Astvansh et al.，2023）。有学者把不确定性规避作为调节变量研究了个体行为如服务场景对旅游购物行为意愿的作用机理（马红涛和楼嘉军，2023），以及不同文化背景下，不确定性规避对企业创新行为的影响（张璇和束世宇，2022）。不确定性规避作为调节变量研究了消费者感知的在线评论可信度影响因素及其对商家信任的影响机制（孙瑾等，2020）。有学者基于认知评价理论研究了独立学院专设背景下，不确定性规避对该校教师的工作不安全感有显著的正向作用（肖林生和杨婧萍，2023）。有学者将个体的不确定性规避影响甚至决定个体行为决策为基本前提，重点分析了不确定性规避对预算责任人行为的作用机理（甘露，2022）。有学者以不确定性规避为调节变量研究了真实型领导与员工主动行为的关系（黎艳虹，2022）。有学者研究了不确定性规避在政治技能、心理授权和员工主动担责行为之间的调节作用（胡晓龙和姬方卉，2018）。有学者以不确定性规避为中介变量，研究了不确定性规避在 B2C 电子商务中的影响作用（Hassna et al.，2023）。有学者研究了高不确定性规避文化背景下，重构和口碑对电子商务的影响（Al-Adwan et al.，2022）。

很多学者已从员工个体层面研究不确定性规避作为调节变量对员工个体行为或者情绪的影响作用。例如，有学者以不确定性规避为调节变量，研究了在线用户追加评论与感知可信度的研究（钱黎春等，2022）。

有学者以不确定性规避为调节变量，研究了高管团队权力集中度对企业创新强度的影响（郑雪娇和朱秀梅，2022）。有学者以不确定性规避为调节变量，研究了不确定性规避与威权型领导的交互作用对员工自我效能的影响作用（夏莹等，2021）。不确定性规避在领导授权赋能对创新自我效能感的影响中起负向调节作用，即员工的不确定性规避程度越高，创新行为就会越少（周劲波和宋站阳，2020）。当不确定性规避水平高时，威权型领导与员工自我效能感呈正相关关系；当不确定性规避水平低时，威权型领导与员工自我效能感之间的负相关关系不显著（夏莹等，2021）。

四、AI 技术培训研究

现有研究表明人-机协作提高了岗位技能要求，使其呈现出技能多样化、技能水平高阶化、人机合作技能复杂化等特征（郑勤华等，2021）。因此，随着 AI 技术的应用成为生产和生活的常态，人们对 AI 技术培训的关注度越来越高。

（一）AI 技术培训的定义

AI 技术培训属于人力资源管理中员工培训的内容之一。人力资源管理是一种很强的组织力量，可以影响员工的心理状态、动机和行为（Takeuchi et al.，

2009）。张建民等（2022）指出 AI 时代并不存在一个绝对的、固定的人力资源管理模式，人力资源管理究竟会演化为何种模式与工作的智能化程度密切相关。作为企业管理的核心，人力资源管理肩负着重要使命（邓辅玉和蒋晴子，2021）。人力资源管理实践侧重于分配人力、物力和财力等物质资源，满足员工的工具性需求，使其适应企业的发展目标（韩明燕等，2021）。人力资源管理实践不仅需将员工的多元化与个性化需求内化为具体的人力资源实践以全方位提升员工能力，同时需关注实践之间的一致性、互补性与有机整合，以系统化的人力资源管理实践模式实现组织持续性竞争优势的构建（唐春勇等，2021）。

在传统的工业经济时代，通过集体的培训与学习，可以迅速、经济地帮助员工提高生产技术方面的技能，从而使组织的生产效率和生产能力都得到明显的提高（许军等，2020）。面对不可预测性、多变性、高度不确定性、复杂性的内外部环境，柔性化的人力资源培训与开发能通过提供"人尽其才"的柔性管理环境和机制，对员工进行赋能，提供独具特色的适合个人发展的学习与实践机会，使其能在工作中感受到自我价值与企业效益相结合的体验（王丹妮等，2021）。培训是一种生产性投资，是促进组织业绩提升的重要手段，是加强组织价值观建设与凝聚力建设的重要方式（高玉勤，2020）。

企业优化管理、提升人力资源管理水平的关键在于构建科学的员工培训体系，这是提升企业软实力的重要前提（段龙敏，2020）。人力资源管理者应该事前设计好相应的培训，让培训既能够帮助员工主动从反馈中开展自我评价，又能促进其主动性行为（孙永波等，2020）。优秀的企业培训既要处理好企业发展和员工职业发展、员工自我实现的关系，又要处理好企业的长远利益和阶段性利益的关系（王雪冰，2021），对员工的信息技术培训更是如此。

人-机协作的工作方式改变了传统的工作方式和工作流程，这意味着整个过程对员工的要求比以往要高得多，对员工的整体素质要求也在提高。在 AI 技术普遍应用到组织的今天，有调查发现，劳动者学习新知识的频率普遍较高，"每天都在学习新知识"的占比高达 14.5%，很多员工的知识技能难以满足工作需求，"完全可以满足"和"一定程度满足"的合计占比仅为 55.9%，需要不断学习大量新知识新技能，才能胜任当前工作（崔艳，2022）。针对员工学习新知识的需求日益增大，企业对员工的 AI 技术培训就显得非常重要。有学者指出员工学习高水平的职业技能更利于抢夺生存和发展的机会（陈文晶等，2022）。对员工 AI 技术的培训应该让员工系统了解 AI 技术的基本原理、AI 技术工作过程和 AI 技术与工作业务相结合的业务新流程等，重点培养人-机协作下员工的计算思维、算法思维和数字化能力。因此，本书将 AI 技术培训定义为人-机协作情境下，企业对员工进行有关 AI 技术的基本原理、AI 技术工作过程和 AI 技术与工作业务相结合的业务新流程、新模式、新规范等一系列培训。

（二）AI 技术培训的相关研究

一般认为，企业对员工进行 AI 技术的培训可以提升员工的工作岗位技能，激发员工的工作积极性，提高员工的工作创新能力。李天骥（2021）指出企业应完善智能技术型人才培养，加强人工智能技术培训队伍建设。AI 时代的到来可以为员工培训与开发工作带来巨大改变，将人工智能技术与传统培训开发相结合，可以实现员工培训工作重点的转变，由员工技能与能力开发导向转变为具有战略高度的组织发展导向（李金枝等，2019）。

基于大数据技术对 AI 岗位需求进行分析研究，可帮助企业培养 AI 岗位所需的专业人才（徐正丽等，2021）。有学者对上海市 AI 人才培训需求进行了充分调研，提出将人工智能继续教育培训基地的人才培养与专业技术人员知识更新项目相结合，以应用为导向，校企合作，培养技术、产业和商业的跨界复合型人才（孟兆晨和潘晓燕，2020）。在 AI 时代，培训将持续改进，并且可以智能化地向参训者推送其岗位技能要求的知识与技能（于凯悦和张昭俊，2018）。

五、自我效能感研究

（一）自我效能感的定义

自我效能感（Self-Efficacy）是指个体对实现既定目标所需能力的信念感知，是人类动机和行为的基础（Bandura，1977），本书采用此定义。自我效能感指代的是个体对自己能力的一种主观感受，而非工作和行为技能本身（顾佳旎等，2014）。庄可（2005）指出，自我效能感是个体的主观感受或认知，个体推测和评估自己有无能力和信心去完成预定目标或任务，即对自身的一种"行不行"或"我能行"的自我信念。自我效能感的概念来源于社会认知理论，它是个体对自身完成某项活动的能力感知和评估，高效能感正向促进员工积极心理认知动机，员工具有判断行为结果的自信心和控制力（周燕等，2023）。从自我效能感概念产生起，自我效能感就一直是与特定领域、特定任务，甚至特定问题相联系的（顾远东和彭纪生，2010）。Bandura（1986）认为自我效能感是个体根据自身实际情况对职业行为的一种自信程度，其在不确定性较大的情境中，表现为个体对预期工作效能和工作目标的一种预判。Frost 等（2015）认为，自我效能感是指个体具有能成功完成某个行为目标或应对特定困难情境能力的信念。自我效能感源于认知心理学，是个体对自我能力所持的确切信念，有四个来源：自身成功经验、他人成功经验替代性、社会性说服和积极情绪感知（Bandura，2010）。自我效能感是指员工在工作环境或某一特定情境中做出某种工作行为，取决于企业员工对于自身是否拥有或执行某种行为的能力认知，它是员工的心理感知状态

（张慧等，2021）。Hackett 和 Betz（1981）首次将自我效能感引入员工职业行为的研究中，并指出当员工面对一项挑战工作时，个人能否主动地全力以赴投入此项工作，起决定性作用的是员工对自我效能感的判断。由此可见，员工的自我效能感并不是员工真实的工作能力水平，而是员工对自己未来从事某项工作的能力的判断和信心。自我效能感的研究表明，不是个体的客观能力影响个体行为而是个体的自我效能感会对个体行为产生决定性影响。员工的自我效能感会对其在选择未来的行为之时影响其情绪，从而决定投入努力的大小和在未来工作中表现出来的能力。

（二）自我效能感的维度和测量

自我效能感是社会认知理论的核心，社会认知理论认为其受四个方面的影响：①实践的成功经验，成功的经验能够提高自我效能感；②替代性经验，看到自己认可的人的成功经验能够提高员工的自我效能感；③言语劝导，员工受到外界的言语鼓励能够提高自我效能感；④员工心理和生理状态，积极的心理和生理状态能够提高自我效能感（Bandura，1977）。

Spreitzer（1995）开发的自我效能感测量量表中有三个题项：①我相信我的能力能够胜任工作；②我对自己的工作能力充满自信；③我已经掌握了工作所需的技能。

Scholz 等（2002）开发的一般自我效能感量表，主要包括"我对自己完成各项工作活动的能力有信心""我已经掌握了工作所需的技能，可以处理遇到的事情"等八个题项。

Ng 和 Lucianetti（2016）开发的自我效能感的题项共有四个：①我认为我比大多数与我共事的人更能应对变化。②当所在的组织发生重大变化时，我觉得我可以轻松应对。③我毫不怀疑，在组织变革后，我依然会表现出色。④我相信在组织变革后，我会在现有的工作岗位上表现出色。

（三）自我效能感的相关研究

目前，自我效能感在某些特定的场景中的研究有不少，如侯飞和粟郁（2015）指出创业自我效能感可以从管理、创新、市场、风险容忍和财务控制等维度去测量；李建慧（2016）以创业自我效能感为中介，研究了新生代大学生人格特质对创业意向的影响作用；周昊杨和刘洪（2024）以变革自我效能感为调节变量，研究了员工的变革自我效能感调节员工学习惰性在数字变革型领导力与员工数字化转型开放性之间的中介作用问题；齐蕾等（2023）指出远程办公情景下员工创造力的提升路径；但已有研究表明自我效能感在创业培训和家庭农场主持续创业意向间的中介效应不显著（张承龙，2023）。

有学者研究了角色宽度自我效能感对个体参与变革和创新行为的影响作用，如对知识型员工主动变革行为的影响作用（马苓等，2023）；资质过剩感对越轨创新的影响作用（马丽和王姜硕，2023）；角色宽度自我效能感在远程办公对员工越轨创新行为的正向影响中起到部分中介作用（涂婷婷和赵琛徽，2023）。

有学者研究了创新自我效能感对员工创新行为的影响（凌玲和闫燕，2022；黄杜鹃等，2023）。

有关自我效能感在人机关系方面的最新研究显示，自我效能感在人-机关系与任务绩效间起部分中介作用（程延园等，2022）。有不少学者已经注意到了个体自我效能感在人-机关系方面的影响作用，但对人-机协作下员工自我效能感对员工 AI 焦虑情绪的影响作用的研究还比较少。

六、文献述评

随着 AI 技术的快速发展，人-机协作已经是工作的常态之一。目前从技术层面去探讨人-机协作的研究比较多，但从员工个体特征如员工不确定性规避、员工自我效能感等去研究个体焦虑情绪，特别是员工 AI 焦虑情绪的较少。AI 技术培训不仅影响员工个体行为，还影响员工焦虑情绪，特别是员工 AI 焦虑情绪。

第三章　理论基础与研究模型

本章将介绍与研究相关的情绪认知评价理论和社会认知理论，以及基于相关的理论基础的现有研究，再根据理论基础提出研究假设和理论模型。

一、情绪认知评价理论

本书的主要研究对象是员工 AI 焦虑情绪，员工 AI 焦虑情绪是员工个体情绪的一种。AI 技术的发展是影响员工个体生存、发展的社会外界大环境，AI 技术的发展对员工个体的刺激可能会让员工产生一定的特殊情绪，而此种情绪有可能让员工保持一定的状态，从而产生一些特殊的行为。

（一）情绪认知评价理论概述

情绪认知评价理论是从个体的认知视角去研究个体情绪的产生和发生作用的过程。根据情绪认知评价理论，情绪是个体和周围环境相互作用的产物，情绪被描述为个体身体状态或个体神经的反应，受外界环境刺激的影响（Godovykh and

Tasci，2021）。在个体的情绪活动中，个体不仅接受周围环境的刺激事件对自己的影响，同时也在实时调整自己对刺激事件的反应。个体的情绪活动必须有认知活动作为指导。只有个体认知活动的参与，个体才能理解周围环境刺激事件的意义，才能根据刺激事件做出适合个体的、有价值的动作组合。同时，情绪是个体对周围环境事件从感知到反应的过程。因此当个体碰到刺激事件时，个体会结合自己的认知去评估该事件的大小和性质，进而个体会产生一系列的情绪反应（Lazarus and Folkman，1984）。该理论认为首先外界环境有刺激事件的产生，引起个体认知评价的发生，个体进而产生情绪，最终个体情绪又会影响个体的行为发生。因此，刺激事件→个体认知评价→个体情绪→个体行为是一个闭环的过程，环环相扣，缺一不可。

首先，外界的刺激跟个人的认知是息息相关的。面对同样的刺激，认知不同的个体会做出不同的反应，个体的认知评价在这过程中起到关键作用。个体在对外界的刺激做出不同反应的同时，会有情绪的产生。多年来的研究均认为，情绪和认知是相互联系和相互作用的（Pessoa，2013）。情绪认知评价理论从认知视角解释了情绪生成的过程，但个体情绪是多样的，认知评价与情绪之间并非简单的单向线性关系；认知评价和情绪体验处于一个复杂的相互影响的动态过程之中（梁增贤和苏思晴，2023）。在个体的认知和情绪的作用下，个体会对外界刺激产生一系列的行为，同时个体的行为又作用于个体的认知和情绪。

（二）情绪认知评价理论研究状况

情绪对员工个体的认知行为、认知过程、认知结果起到重要的作用。有不少研究从情绪认知评价理论的角度研究了情绪对个体行为的影响：有学者探讨了情绪对个体决策的影响因素和机制作用（夏诗环，2022）；有学者研究了失败恐惧对创业行为的影响，拓展了情绪认知评价理论的应用场景（郝喜玲等，2021）；

有学者研究了职场焦虑影响员工绩效压力对亲组织非伦理行为的作用行为，丰富了职场焦虑对个体亲组织非伦理行为的研究（李志成等，2018）；有学者从情绪认知评价理论的角度研究资源回收过程中个体参与行为的游戏化机制问题（Hsu，2022）；有研究解释了心理因素对员工的工作绩效提高有非常大的贡献（Gozali，2022）；有学者基于情绪认知评价理论构建了亲顾客偏离行为的顾客响应模型，拓展了道德属性视角下的亲顾客偏离行为的研究（胡家镜等，2021）；有学者基于情绪认知评价理论探讨了员工遭受的职场排斥对旁观者行为的作用机制，拓展了职场排斥的研究视角（朱千林等，2020）；有研究基于情绪认知评价理论研究了游客美食体验的情绪对游客食物购买的影响作用，用实证的方法论证了游客美食体验情绪对游客食物购买行为的正向作用（Sahin and Kiliclar，2023）；有学者创建了情绪认知作用下的移动政务用户持续使用模型，丰富了情绪认知评价理论在移动政务领域的应用（米加宁等，2022）；也有学者从个体情绪体验视角说明了明星员工做出亲组织不道德行为的内在机制（赵修文等，2024）。

情绪和认知对个体行为有重要的影响，有学者研究了情绪和认知在学生 VR 学习中的重要影响（Dubovi，2022）；有学者从情绪认知评价理论的角度研究了领导的亲组织不道德行为与员工情绪枯竭的作用关系（胡东妹等，2021）；有学者以认知和情绪反应为中介，以社会文化、人格和组织因素为调节变量的无礼行为模型，研究工作场所的无礼行为（严瑜等，2014）。

目前，情绪认知评价理论的研究主要从三个方面来划分：①情绪对个体行为的影响研究；②行为对情绪的影响研究；③情绪和外界环境关系的研究。因此，将该理论用于研究旅游管理中特色商品销售、电子商务营销、游戏产品营销等领域的比较多，也取得了不少研究成果。同时，也发现情绪认知评价理论用于研究管理学领域的不少，如研究职场焦虑、失败恐惧等。在 AI 技术迅猛发展的今天，特别是在人-机协作特定的情景下，应多关注员工 AI 焦虑情绪。

二、社会认知理论

（一）社会认知理论概述

社会认知理论认为，个体行为、个体认知及个体的其他因素、个体的外界环境是影响个体行为的三个主要因素，同时这三个因素是相互作用的。因此，个体既是环境的缔造者又是环境的创造者。班杜拉认为该理论的三个因素跟组织管理中的以下三个方面紧密相关：①个体认知能力、社交能力，以及通过模仿得到的个人能力的提升；②个体对自己拥有的知识、技能和相关能力的信念；③通过目标系统的激励。

个体特征的差异会导致不同的个体对相同的客观刺激存在不同的感知和认知评价（Debus et al.，2012）。AI 技术成为工作场景中常见的技术之一，每一位员工对 AI 技术的认知水平可能都存在差异，导致个体的情绪反应也可能是不一样的。

（二）社会认知理论研究状况

社会认知理论为研究个体行为、识别个体行为、改变个体行为、预测个体行为特征等领域提供了理论支持。赵梓昕和臧志彭（2024）基于此理论考察了个人激励与平台治理的直接作用和用户身份认同的中介作用；朱镇和赵晶（2011）研究了企业电子商务采纳过程中的战略决策行为特征；陈慧等（2023）研究了授权领导与员工主动行为的关系；齐蕾等（2023）研究了远程办公情境下员工创造力提升路径，尤其是远程办公自我效能感的中介作用；颜爱民等（2023）探索企业社会责任内在归因对建设性越轨行为的影响作用；有学者基于此理论研究了成长型心智模式如何及何时影响研究生学术激情（张建卫等，2022）；有学者基于此理论证明了创业自我效能感分别构成了中小创业者选择因果逻辑与效果逻辑的必要条件（樊建锋等，2022）；张莉等（2021）基于社会认知理论，利用三元交互模型，从个体认知、环境因素两方面研究对个人行为的影响，探索不同信息素养水平的用户在不同环境下表现的社会化搜索交互行为特点；曹元坤等（2021）基于社会认知理论的视角，探讨了谦逊型领导如何及何时会诱发员工的职场偏差行为。

社会认知理论中认为个体对自己拥有的知识、技能和相关能力是有某种信念的，即自我效能感。自我效能感可驱动个体产生行为，同时受个体行为、认知的影响，是个体部分与行动部分互相作用的重要纽带（郑绵君等，2023）。

虽然已有不少学者将社会认知理论中的自我效能感理论运用到组织行为中微观个体的行为，但是基于 AI 技术迅猛发展的背景去研究员工个体行为对员工 AI 焦虑情绪的研究还较少。因此，本书将重点关注社会认知理论下自我效能感如何影响人-机协作与员工 AI 情绪之间的关系。

三、假设提出

（一）人-机协作与员工 AI 焦虑的关系

AI 技术对人类工作的影响已由操作类岗位延伸至营销类、技术类和管理类岗位，由生产车间延伸至营销、财务、研发和人力资源管理部门（Daugherty and Wilson，2018）。AI 技术会对人类工作产生巨大冲击、威胁员工工作的连续性和稳定性（涂艳等，2023）。AI 技术的出现和发展会给员工带来工作不安全感。员工对工作的不安全感会让员工对 AI 技术产生一定程度的焦虑。

随着人-机协作程度的提高，员工的 AI 焦虑有可能加大。第一，AI 技术是跟以往传统技术完全不一样的新技术，结合了计算机、互联网、大数据、自然语言处理技术、人脸识别技术、机器学习技术等先进技术，展现出"类人类"的功能。随着人-机协作程度的提高，员工不得不学习和掌握 AI 技术。有学者认为导致生活质量下降甚至影响基本的生存是技术焦虑的根源，因为有部分员工担心因无法掌握 AI 技术而失去现有的工作岗位（陈奕延和李晔，2022）。第二，员工在学习 AI 技术的过程中，因为不确定性因素比较多，势必引起或多或少的焦虑情绪。第三，随着 AI 技术的发展，不少工作岗位逐渐被智能机器取代，员工势必担忧自己有朝一日会被智能机器取代。第四，随着 AI 技术的迅猛发展，AI 配置也日趋复杂，使用 AI 技术过程中，由于机械或系统故障带来的那些威胁人类生命健康安全的隐患势必使员工对 AI 配置产生担忧情绪。任何一项新技术的兴起和发展，在一定时期内势必带来比较大的社会技术盲症。因此，在此基础上本书提出假设 H1。

H1：人-机协作正向影响员工 AI 焦虑。

接下来将进一步讨论人-机协作和员工 AI 焦虑四个不同维度之间的关系。

第一，AI 技术的兴起和发展，有可能使企业员工有急切学习和掌握 AI 技术的需要，使员工对 AI 技术学习方面的焦虑有所增加。人工智能时代，体力门槛逐渐降低，知识的技能越来越重要。就业岗位的门槛已经从体力的降低到知识、技能、经验、综合素质的提升。在未来几年，AI 技术将推动就业人群不断提升自身的能力，这是大势所趋。智能机器的能力持续强化使人类的部分体力、脑力负荷得到解放，但也要求劳动者的综合素质得到较大的提升。智能机器替换人不是简单地把原有的员工替换了，而是换上具有更高技能水平的员工与智能机器协同工作完成任务。Kopytov 等（2018）认为，AI 技术应用需要岗位从业者具有更高的知识和技能来完成智能化程度更高的工作。AI 时代的企业管理人员如果只是具备传统的人力资源管理知识，是无法适应大数据时代管理工作的复杂变化的，因此，企业需要具备一定大数据处理和分析能力，掌握数学、统计学、心理学、计算机科学等跨学科知识的复合型人力资源管理者，并对新型企业管理问题做出科学的决策（赵放和刘雨佳，2020）。因此，AI 时代下人-机协作已成为常态，企业对员工的素质要求更高。这一变化也会让员工感知不确定性增加，从而有可能加大员工对 AI 技术学习的焦虑。因此，在此基础上本书提出假设 H1a。

H1a：人-机协作正向影响员工 AI 技术学习焦虑。

第二，AI 技术的兴起和广泛使用，有可能使得企业员工越来越担忧自己会被智能机器取代。从人类历史发展来看，每一次科技革命或者新技术的出现都将伴随着社会生产力的大幅提升，使经济快速增长的同时也给劳动者带来深远的影响。AI 作为一项具有渗透性特征的技术能够与经济社会各行业相融合并具备改变原有生产和运营方式的潜力，也必将对就业产生较大影响（何勤和邱玥，2020）。以 AI 等新一代信息技术为支撑的新一轮科技革命将对经济社会发展产生巨大影响，与以往科技革命不同的是，这次技术变革是人类首次真实面对具备类人智能的新技术，其对人类劳动力市场的冲击和影响也更彻底（隆云滔等，2020）。在智能化时代，每个组织、每位员工都可能与新技术产生交互，接受或是抗拒人工智能，影响 AI 的应用或是被其替代（罗文豪等，2022）。在 AI 时代，各种职业都不得不面临被智能机器人替代的风险（徐鹏和徐向艺，2020）。Duan 等（2019）提出，AI 在超级计算和大数据技术崛起背景下得以快速发展，并讨论了 AI 对管理决策的影响及取代人类决策者的可能性。以往学术界研究表明机器人、计算机或初级人工智能技术取代了大量的蓝领和白领工人，特别是低技能和中等技能的职业，造成了劳动力市场工资不平等和就业极化加剧的现象（Autor and Murnane, 2003)。2017 年的数据表明, 中国 55%～77% 的就业很容易在未来因技能含量低而被技术取代 (阮芳等, 2017)。随着机器人的自动化技术在工作场所日益得到广泛应用, 人们越来越担忧未来的就业和收入前景 (余玲铮等, 2021)。短期来看, AI 对我国的就业市场并未造成剧烈冲击, 但是未来很长一段时间内, AI 将对我国的就业结构、就业需求、劳动力技能等方面产生重大影响 (马晔风等, 2019)。AI 技术对制造企业员工数量有负向影响, 对员工技能和收入有正向影响, 产品创新与资本偏好在 AI 技术对就业的影响存在中介效应 (何勤等, 2020)。因此, 在此基础上本书提出假设 H1b。

H1b: 人-机协作正向影响员工工作替代焦虑。

第三, 人-机协作程度越高, 员工对智能机器的依赖就越大, 员工对 AI 配置的担忧也可能越大。有学者甚至认为 AI 技术是一项具有破坏性的技术, 它带来的风险正逐渐显露出来 (刘建生和李纪元, 2023)。AI 系统需要大量的数据对人类进行学习和模拟, 其中可能包含个人敏感信息, 这些数据一旦被窃取就会有个人隐私泄露和身份盗窃的风险 (张玉清, 2023)。当人类惊叹 AI 技术带来颠覆性改变的同时, 其呈现的偏差性、不可靠性、鲁棒性、有毒性等隐形伦理特性, 也给人类行为带来了道德困惑 (陈元和黄秋生, 2023)。当前 AI 的核心是深度学习, 由于技术的复杂性和当前技术的局限性, AI 深度学习输入的数据和其输出之间存在着人们目前尚无法完全洞悉的"算法黑箱", 这里的"黑箱"既指无法被观察, 又指无法让计算机向人们解释, 人们暂时也没法理解 (王金雪等, 2023)。AI 算法具有较高的仿真度, 使得防伪鉴定在日常活动中面临一定的困难, 对社会各个层面都将构成较大的潜在威胁 (石琳娜, 2023)。AI 技术带来的后果不再仅仅是风险范式意义上的影响, 而是"不确定性图景", 即根据当前信息和状态, 无法推断 AI 技术的未来发展趋势 (张灿, 2023)。因此, 在此基础上本书提出假设 H1c。

H1c：人-机协作正向影响员工 AI 配置担忧。

第四，随着 AI 技术的发展，人-机协作程度越高，员工的社会技术盲症就越大。在风险社会的背景下，任何科技创新和制度创新都不可避免地带有"副作用"，即不可避免地潜藏风险（张海波，2017）。近年来，各种带有处理器和传感器的 AI 产品不断涌现，使人们的学习和生活更加便利，同时也提高了对物理空间的监控，进一步增加了用户隐私被侵犯的风险（宋阳和李慧，2023）。有学者指出缺乏自我意识的智能机器比人类大脑要危险得多，它可能会逃脱人类控制从而制造更大的社会风险（周利敏和谷玉萍，2021）。AI 是一种人类正在探索中的、亟待成熟的高新科学技术，一种革命性、颠覆性的前沿科学技术，它的研发和应用正给人类带来难以预料的不确定性和一定的风险（孙伟平，2020）。例如，面对 ChatGPT 这一新兴 AI 技术的发展，虽然难以在事先预测其可能带来的所有风险与挑战，但是安全性、公正性、隐私保护等问题是技术发展中具有的相通性挑战（张璐，2023）。因此，在此基础上本书提出假设 H1d。

H1d：人-机协作正向影响员工社会技术盲症。

（二）不确定性规避的调节作用

人-机协作情境下，组织开展的 AI 技术培训对员工 AI 焦虑情绪可以起到一定的作用。从员工个体的视角，属于个体特征的不确定性规避对员工 AI 焦虑情绪又有什么样的影响呢？在研究模型中，本书将重点研究不确定性规避如何影响员工 AI 焦虑情绪及不确定性规避对员工 AI 焦虑的调节作用。人-机协作情境下，因长时间与智能机器打交道，缺乏了人际互动，对于智能机器的信任不知道如何建立，因此也会增加员工的感知不确定性。每位员工在相同场景下感知到的不确定性对其行为结果的影响是不一样的。作为员工个体特征之一的不确定性规避很有可能是影响员工行为的主要因素之一。

低不确定性规避的员工倾向于积极地看待不确定环境并积极预测和估计行为结果，表现出更多的工作热情（王艳子和王聪荣，2020）。与不确定性规避较低的员工相比，不确定性规避较高的员工在面对一些模糊、不可预测的情况时会感到紧张、彷徨和焦虑不安，他们会主动或被动地设法逃避此类情境（刘云硕等，2021）。因此，不确定性规避较高的员工更容易对主动改变行为产生负面的心理作用，从而滋生焦虑情绪。对企业员工而言，要能通过合理的渠道（如倾诉、转移注意力等）及时消除自身的焦虑情绪，以降低工作中不良情绪对自身工作投入的负面影响，为团队及自身绩效的进一步提升营造适宜的环境（李燕萍和吴丹，2016）。因此，在此基础上本书提出假设 H2。

H2：不确定性规避在人-机协作影响员工 AI 焦虑的过程中起到调节作用。

（三）AI 技术培训的调节作用

在人-机协同工作过程中，如果员工是主动采取智能机器人来协作完成工作任务，而不是为了某种目的或者外界强加而选择此项活动，那么员工与机器的协同工作将更大程度地激发员工的主动性和创造性，同时员工在工作过程中更加愉悦，工作的成就感更高。如何在人-机协作过程中让员工的行为成为主动行为而不是外力强加给个体的行为呢？在人力资源管理中，有没有什么具体措施去影响员工的自我行为的改变呢？员工的工作经验与技能较大程度决定了人-机协作的最后实施效果，尤其在制造业企业中，企业对员工的培训是关键因素（Charalambous et al.，2015）。

人力资源管理中的信息技术培训是非常重要的，在人-机协作的情境中，如果组织能够认真培训员工，及时地让员工有机会学习到未来在工作中必要但又尚缺乏的知识和技能，让员工能通过培训，达到自主学习、自我提升的效果，势必会减少对未来工作不确定性的担忧。根据自我决定理论，假如信息技术培训能培训员工所需、企业所需，让员工由非我学习转变为自我学习，无论对企业还是员工自身而言，都将是非常有利的事情。自我学习是指个体获得知识和技能以满足个体成长和发展需要的过程（Lankau and Scandura，2002）。自我学习能够使员工获得知识和技能，不仅能够提高员工个人的工作能力，增强员工的岗位胜任力，促进职业成功，而且对于企业来讲，员工知识和技能的提高还有利于增强员工的创新能力，发挥其创造力（詹小慧等，2018）。企业如果能帮助员工学习人-机协作所用到的必要的知识和技能（Hancock et al.，2011），就可以帮助减少员工的担忧等负面心理影响，有利于人-机协作情境下工作的顺利进行。因此，在此基础上本书提出假设 H3。

H3：AI 技术培训在人-机协作影响员工 AI 焦虑的过程中起到调节作用。

在人-机协作情境下，因为对新技术的首次使用，工作方式和工作流程均与以往不同，员工的 AI 焦虑也许可以通过员工不确定规避和企业的 AI 技术培训来共同调节。在 AI 技术培训和不确定性规避共同作用下，就人-机协作与员工 AI 焦虑的关系提出假设 H4。

H4：当不确定性规避和 AI 技术培训同为调节变量时，两者在人-机协作影响员工 AI 焦虑的过程中起到调节作用。

（四）自我效能感的中介作用

已有研究表明，自我效能感在某些特定的场景中对员工个体行为结果有中介调节作用。在前期创业中，自我效能感对创业进展和努力起中介作用（李其容等，2023）；自我效能感在社会排斥对亲社会行为的影响中起到调节作用（张玉春和原军超，2022）；日常消极情绪和日常沉思在父母冲突调节效应中具有中介作用（李其容等，2023）；在合作、师生关系、教学创新对焦虑情绪的影响中，自我效能感起到中介作用（姜冠群等，2022）。自我效能感对研发人员的工作绩效有正向影响（李永周等，2015）。高自我效能感的员工相信自己能战胜环境中的挑战，对自身能力和观点相当自信，对建言行为有更多正向评价并预期建言会产生好的结果（刘敏等，2018）。高自我效能感者会把有威胁或有压力的事件看作是挑战，努力寻求解决问题的途径并积极地去适应它；而低自我效能感者在大多数情况下会回避比较难的任务，并将其视为个人的威胁而迅速放弃它（Bai et al.，2018）。在目标设置的情境中，自我效能感刻画了组织成员在特定情境下达成特定目标的信心及能力（张强和施晚弟，2022）。自我效能感低的个体，面对任务时更易考虑到自身的不足，把任务想象得比实际更为艰难，因此在完成任务过程中会产生更多压力；自我效能感高的个体坚信自己能够战胜困难，当遇到麻烦时，会坚持并创造条件解决问题，因此更有可能积极乐观地投入到工作当中（李慧和李天宇，2022）。自我效能感会随着个人的经验累积而有所不同，并在环境适应中提升（冯彪等，2022）。职业自我效能感在自恋人格与主观职业成功之间具有中介作用（张献，2022）。创新自我效能感在高绩效工作系统和员工创新行为间起中介作用（黄姝琪，2022）。角色宽度自我效能感在双元领导与主动变革行为之间起中介作用（邓秋怡，2021）。自我效能感和积极情绪在感知上级信任和建言行为间起中介作用，员工自我效能感的提升将会促进员工积极情绪的产生（夏福斌和王丽芳，2021）。自我效能感在地位提升事件强度与员工创造力之间起中介作用（魏巍等，2021）。自我效能感有利于增强员工逆境适应能力，促使其心理韧性培养（张樨樨等，2022）。自我效能感在领导授权赋能与员工创新绩效间起中介作用（余志远，2022）。自我效能感在领导授权赋能与新生代员工工作激情之间起中介作用（张晨阳等，2022）。自我效能感在差序式领导与员工越轨创新之间起中介作用（任云霞，2021）。

自我效能感理论认为，个体认为自己没有能力应对面临的危险性事件（即应对相应事件的低自我效能感）是焦虑、恐惧情绪及行为产生的主要原因（汤冬玲等，2010）。已有的研究表明，自我效能感在组织行为领域的应用研究多表现在自我效能感与创业、工作绩效、工作态度、相关工作行为等方面，较少关注在人-机协作情境下，自我效能感对员工的情绪影响，尤其是自我效能感对员工 AI 焦虑情绪的影响。因此，本书将自我效能感视为人-机协作下影响员工 AI 焦虑情绪的中介变量。

自我效能感作为个体自我系统核心的动力性因素，影响个体的主观判断，进而影响其行为（李慧和李天宇，2022）。自我效能感是人的能动性的基础，会影响个体的思想变化和行为选择（周琼瑶等，2022）。自我效能感较高的个体会更加从容，也更容易产生好的行为结果（陈小虎等，2023），同时自我效能感较高的员工更容易产生愉悦感，从而减少对未来不确定性的焦虑情绪。组织中自我效能感较低的员工会认为自己没有能力或能力不足以解决绩效压力带来的问题，比自我效能感高的员工更容易产生心理负担和担忧（何栖楠，2022）。自我效能感对焦虑感有很大的影响，那些相信自己能够应付可能出现的威胁的人，很少把精力浪费在想象各种消极因素出现的可能性上；而那些觉得自己在高度焦虑时难以应付困难的人，则会低估自己的自控能力，在头脑中不断想象各种可能出现的危险，并为此烦扰（姚凯，2008）。随着 AI 技术的发展，在人-机协作情境下，员工的自我效能感如何影响员工 AI 焦虑情绪呢？现提出假设 H5～H5d。

H5：在人-机协作影响员工 AI 焦虑的过程中，自我效能感起到中介作用。

H5a：在人-机协作影响员工 AI 技术学习焦虑的过程中，自我效能感起到中介作用。

H5b：在人-机协作影响员工工作替代焦虑的过程中，自我效能感起到中介作用。

H5c：在人-机协作影响员工 AI 配置担忧的过程中，自我效能感起到中介作用。

H5d：在人-机协作影响员工社会技术盲症的过程中，自我效能感起到中介作用。

（五）假设汇总

本书提出的假设及假设内容如表 3-1 所示。

表 3-1 本书提出的假设及假设内容汇总

假设	假设内容
H1	人-机协作正向影响员工 AI 焦虑
H1a	人-机协作正向影响员工 AI 技术学习焦虑
H1b	人-机协作正向影响员工工作替代焦虑
H1c	人-机协作正向影响员工 AI 配置担忧
H1d	人-机协作正向影响员工社会技术盲症
H2	不确定性规避在人-机协作影响员工 AI 焦虑的过程中起到调节作用
H3	AI 技术培训在人-机协作影响员工 AI 焦虑的过程中起到调节作用
H4	当不确定性规避和 AI 技术培训同为调节变量时，两者在人-机协作影响员工 AI 焦虑的过程中起到调节作用
H5	在人-机协作影响员工 AI 焦虑的过程中，自我效能感起到中介作用
H5a	在人-机协作影响员工 AI 技术学习焦虑的过程中，自我效能感起到中介作用
H5b	在人-机协作影响员工工作替代焦虑的过程中，自我效能感起到中介作用
H5c	在人-机协作影响员工 AI 配置担忧的过程中，自我效能感起到中介作用
H5d	在人-机协作影响员工社会技术盲症的过程中，自我效能感起到中介作用

资料来源：笔者整理。

四、理论模型

未来的组织管理中，人-机协作将成为常态，员工如何利用 AI 机器或者 AI 技术来高效完成工作任务，这是目前研究的焦点问题。人-机协作势必受到外界环境的影响，尤其是组织管理的影响。本书从微观个体上来研究人-机协作下 AI 技术培训对员工 AI 焦虑情绪产生的影响，同时不确定性规避又影响着员工 AI 焦虑的产生。

因为 AI 新技术的使用，组织生产流程必定与以往不同，这也意味着人-机协作完成工作任务时，不确定性将大大增加。相较于低不确定性规避倾向的员工，这种不确定性水平的增加更能让高不确定性规避倾向的员工感受到威胁，进而产生更为负面的工作态度（苏涛等，2019）。有研究表明不确定性规避会在某些特定的场景中影响个体的情绪，如已证明不确定性规避正向调节工作头衔对个体创新行为产生的消极影响（徐光等，2019）；不确定性规避调节安全基地型领导对员工工作旺盛感的激发，并进一步调节工作旺盛感在安全基地型领导与员工创造力之间的中介效应（侯昭华等，2022）。在不确定性增大的环境下，员工不确定性规避可能调节人-机协作对员工 AI 焦虑的影响。

因为 AI 技术的普及，员工在工作场所接触到 AI 技术已成为常态。随着以 ChatGPT 为代表的新一代人工智能的发展，劳动者需要不断提升其智能素养，以正确的态度对待人工智能的应用与发展（吕健和陆宣，2023）。因此，员工急需对 AI 技术及其相关工作原理和流程进行学习，员工有学习 AI 技术的压力和困扰。根据社会认知理论，AI 技术的发展是影响员工的重要外部环境。员工有对 AI 技术进行学习和了解的迫切需求。因此，组织对员工进行适当的 AI 技术培训，可能调节人-机协作对员工 AI 焦虑的影响作用。

自我效能感是个体对自我能力的主观感知。有高自我效能感的员工相信自己能够胜任工作，在工作岗位上能够发挥自己的专长，满足工作要求（彭坚等，2023）。有研究表明自我效能感在员工非正式地位与建言行为的正向关系中起链式中介作用（于桂兰和杜凝乔，2023）；自我效能感在物流员工的工作压力对工作倦怠的影响过程中起中介作用（江游等，2023）；个体自我效能感在羞怯与孤独间起多重中介作用（李彩娜等，2013），自我效能感对个体的行为起到一定的影响作用。因此，本书推测自我效能感可能在人-机协作下影响员工 AI 焦虑的过程中起到中介作用。

综上所述，现提出研究模型，如图 3-1 所示。

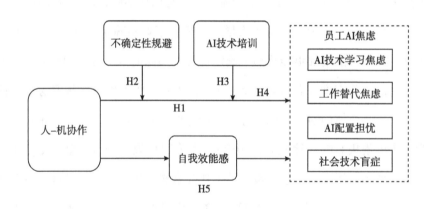

图 3-1　研究模型

资料来源：笔者整理。

第四章 人-机协作影响员工 AI 焦虑的定量研究

在对已有文献的回顾总结和假设推理结果的基础上,本章将通过实证研究的方法,对研究的问题进行严谨、科学、可行的方案设计,目的是更好地验证假设。本章内容主要包括问卷设计、问卷编制、问卷发放与调查实施、样本选取、信度分析、效度分析、相关性分析、回归分析和假设检验、中介效应作用、有调节的中介效应补充分析等内容。

一、问卷设计

本书实证部分所需的数据均为一手数据,通过问卷调查的方法收集有关在人-机协作下员工 AI 焦虑情绪的产生及如何发生作用的资料和数据。

本书中问卷设计的原则:结合研究的主题,科学设计各个题项,严格保证所有的题项能覆盖所研究的问题,同时考虑各个题项的关联度,合理布局各个题项的先后次序,充分考虑填写者的习惯和填写者的心理,保证填写者能真实、愉快地填写问卷;在题项的文字描述方面也尽可能通俗易懂,简洁明了;问卷的答题时间也尽可能控制在可接受的范围内。

问卷设计主要包含以下步骤：首先，对国内外的相关文献进行梳理，选取发表在国内外顶级期刊且已有良好信度、效度的量表，英文量表的翻译采用比较常见的反向翻译方法；其次，基于形成的量表进行实地访谈和预调研。预调研的目的有两个：一是问卷问题题项的表述对答卷人而言是否清晰、明了，能否让被调查者容易理解和快速作答，同时接受被调查者的建议，对个别问题的表述方式进行修改；二是在调研所获数据基础上进行初步信度、效度检验，验证调查问卷设计的科学性，在此基础上形成正式调查问卷。

问卷填写说明：此部分主要介绍问卷的主要用途和内容，并且向被调查者介绍如何正确填写问卷。为了提高问卷的效度，在说明部分向被调查者承诺本次调查仅用于学术研究，绝不作为商业用途，并对被调查者的情况严格保密。

问卷内容：问卷量表主要参考现有的成熟量表和根据现有的成熟量表结合研究的实际问题进行修改后的新量表，主要分为六部分内容：①个人信息；②员工对 AI 技术的焦虑；③员工个人特征中的不确定性规避；④组织对员工人-机协作情境下的 AI 技术培训；⑤员工在工作中人-机协作的程度；⑥员工人-机协作时的感受。

问卷设置：问卷在设置的时候还增加了问卷反馈接受方式和企业名称等，目的在于增加问卷的普适性。

二、问卷编制

本书的问卷分为三个子模块。第一部分设置了筛查题目，如让受访者回答有没有在工作时使用过智能机器人或者 AI 技术产品来协助完成工作。如果受访者选择"否",则问卷结束;如果受访者选择"是",那么他们可以继续填写问卷内容。第二部分的内容包含了本书所有构念的测量项目。本书中所有有关变量的题项均使用了三个及以上的测项,以保证量表具有足够的信效度,并采用 5 级量表(1~5:非常不同意~非常赞同)。第三部分是有关调查者的单位信息和接受分析报告的邮箱地址。

为了检验提出的研究模型和假设,本书通过在线问卷收集所需的数据。由于人-机协作的成熟量表暂时还没有被开发出来,为了保证问卷内容的效度,其中人-机协作是基于 Roy 等(2019)、Lu 等(2019)、Parasuraman 和 Colby(2015)开发的研究个体在操作智能客服机器人情景时的量表修改得来,经过与专家的多次访谈,最终确定主要从人-机协作程度、人机交互时员工的情绪表现等方面来衡量;不确定性规避(UA)量表选自 Jung 和 Kellaris(2004)的研究;AI 技术培训是基于人力资源管理实践量表中员工培训分量表中的题项再结合本书探讨的主要问题修改得来;自我效能感量表选自 Ng 和 Lucianetti(2016)的研究;员工 AI 焦虑选自 Wang 和 Wang(2019)的研究,该量表从学习能力、工作是否被替代、人工智能(以下简称"AI")配置、社会技术盲症等四个方面来衡量员工利用 AI 机器或者 AI 技术产品协助完成工作时的焦虑情况。

由于量表源于英文期刊,因此需要把英文量表翻译成中文量表。为了保证翻译的质量和量表含义的准确,本书采用了翻译和反向翻译的方法。通过认真对比中英文版本的量表,保证了中文量表准确无误地表达测量项的含义。

人-机协作程度的题项共有 8 个:①我能熟练操作机器人来完成工作。②使用机器人让我的工作越来越轻松。③我对机器人的协作很满意。④我能安全地操作机器人。⑤我能舒适地操作机器人。⑥我能利用机器人进行工作上的创新。⑦我认为,长期使用机器人可以帮助我进行工作上的创新。⑧当发生意外时,机器人能做出保护人的行为。

不确定性规避的题项共有 7 个：①我更喜欢墨守成规而不喜欢天马行空。②我更喜欢具体的、详细的指令而不是泛泛的指导方针。③当我不知道结果时，我很容易感到焦虑。④当我无法预知后果时，我会有压力。⑤当结果无法预测时，我不会冒险。⑥我认为不应该仅仅因为务实的原因而去打破规则。⑦我不喜欢模棱两可。

AI 技术培训的题项共有 4 个：①公司经常以人—机协作为主题培训员工。②公司制定了有关人—机协作方面的规章制度和详细的培训流程。③公司提供了有关人—机协作方面的技术技能培训。④公司提供了解决人—机协作方面问题的技能培训。

自我效能感的题项共有 4 个：①我认为我比大多数与我共事的人更能应对变化。②当所在的组织发生重大变化时，我觉得我可以轻松应对。③我毫不怀疑，在组织变革后，我依然会表现出色。④我相信在组织变革后，我会在现有的工作岗位上表现出色。

员工 AI 焦虑的题项共有 21 个：①学习一节有关 AI 技术/产品发展趋势的课程使我焦虑。②学习使用 AI 技术/产品使我焦虑。③学习了解使用 AI 技术/产品的特色功能使我焦虑。④学习怎么与 AI 技术/产品互动使我焦虑。⑤学习与 AI 技术/产品相关的特色功能使我焦虑。⑥学习与 AI 技术/产品互动使我焦虑。⑦无法跟上 AI 技术/产品的更新使我焦虑。⑧阅读一本 AI 技术/产品的使用手册使我焦虑。⑨我害怕一项 AI 技术/产品会代替人类的工作。⑩如果开始使用 AI 技术/产品，我害怕会依赖它们，同时让我丧失一些推理能力。⑪我害怕广泛使用智能机器人会使人没有工作可做。⑫我害怕一项 AI 技术/产品让我有依赖性。⑬我害怕一项 AI 技术/产品让我变得更加懒惰。⑭我害怕一项 AI 技术/产品会代替人类。⑮我发现 AI 技术/产品（如仿真机器人）很可怕。⑯我发现 AI 技术/产品（如仿真机器人）令人生畏。⑰我不知道为什么，但 AI 技术/产品（如机器人）让我害怕。⑱我担心 AI 技术/产品可能会失控或出现故障。⑲我担心 AI 技术/产品可能会被滥用。⑳我害怕 AI 技术/产品可能会引起各种相关问题。㉑我害怕 AI 技术/产品可能会导致机器人自主。其中 AI 技术学习焦虑的题项为①~⑧；工作替代焦虑的题项为⑨~⑭；AI 配置担忧的题项为⑮~⑰；社会技术盲症的题项为⑱~㉑。

三、问卷发放与调查实施

本书的大规模问卷调查于 2022 年 9~12 月进行，主要方式为线上调查。具体的调查数据来自全国各地在职的企业员工，本书主要关注的人群为在工作中有使用 AI 机器或 AI 技术产品来协助完成工作的企业员工。通过问卷方式了解员工对 AI 技术的担忧、企业对员工在人-机协作方面的培训、员工不确定性规避、员工自我效能感等方面的实际情况。

（一）预调研过程及结果

为了测试问卷内容和题项设置的合理性，在进行正式调研之前，团队于 2022 年 6~7 月进行了预调研。预调研的方法是采用对身边熟悉的人进行问卷发放，并且让其推荐给周围符合调查要求的人，以此类推。预调研总共填写了 846 份问卷调查，回收了 506 份有效问卷，并且让调查者尽量反馈问卷内容和题项的设置是否合理和需要修改。问卷反馈问题有 5 处，1 处是重复设置，1 处是错别字，2 处是表达意思有误，1 处是表达方式需要改变。

在预调研过程中得到的数据显示：性别比例相差比较大，其中约 60% 为女性，40%为男性。这可能跟问卷发起人的性别有关，想要得到性别比例相差不大的数据单靠向身边熟悉的人发放调查问卷极有可能会出现问题。因此，得重新思考问卷调查的发放方式。经过多方了解和测试，研究团队采用多渠道线上发放的方式向全国的网民进行发放。经过测试，发现这样得到的数据普适性比较高，样本数量也比较容易满足要求，得到的数据也相对比较准确。

在预调研的调查问卷中，在调查结束前，增加了一项问卷填写反馈，要求每位问卷调查者将填写问卷的实际感受填写下来，以方便研究团队对问卷进行改进和优化。针对预调研中得到的反馈，经研究团队认真考虑和分析后，问卷内容和题项设置得到调整和优化。

对预调研得到的数据进行信度、效度分析，主要观测有修改的量表的信度、效度值是否支撑后续的研究，在本书中，有修改的量表变量为人-机协作、AI技术培训。从表4-1来看，人-机协作题项为9个，信度系数为0.893；AI技术培训题项为4个，信度系数为0.871，数值结果均能够支撑后续的研究。人-机协作题项的KMO值为0.924，近似卡方为2066.020，自由度为36，显著性小于0.05，提取载荷平方和方差百分比为54.404，说明题项适合进行因子分析。采用主成分分析法，第一次探索性因子分析旋转后的因子矩阵结果显示题项1的因子载荷比较小，因此考虑将题项1删除，保留其他8个题项。AI技术培训题项为4个，信度系数为0.871，题项的KMO值为0.829，近似卡方为977.513，自由度为6，显著性小于0.05，提取载荷平方和方差百分比为72.249，说明题项适合进行因子分析。采用主成分分析法，第一次探索性因子分析旋转后的因子矩阵结果显示各个题项的因子载荷系数均大于0.7，数据结果比较理想。

表 4-1 预测试变量信效度系数表

变量名	项目数（个）	题项	信度系数	KMO 值	标准载荷系数（Std. Estimate）	提取载荷平方和方差百分比
人-机协作	9	1. 我的工作完全依靠机器人来完成	0.893	0.924	0.448	54.401
		2. 我能熟练操作机器人来完成工作			0.708	
		3. 使用机器人让我的工作越来越轻松			0.71	
		4. 我对机器人的协作很满意			0.786	
		5. 我能安全地操作机器人			0.764	
		6. 我能舒适地操作机器人			0.733	
		7. 我能利用机器人进行工作上的创新			0.743	
		8. 我认为，长期使用机器人可以帮助我进行工作上的创新			0.705	
		9. 当发生意外时，机器人能做出保护人的行为			0.644	
AI 技术培训	4	1. 公司经常以人-机协作为主题培训员工	0.871	0.829	0.779	72.249
		2. 公司制定了有关人-机协作方面的规章制度和详细的培训流程			0.764	
		3. 公司提供了有关人-机协作方面的技术技能培训			0.81	
		4. 公司提供了解决人-机协作问题的技能培训			0.822	

资料来源：笔者整理。

（二）正式调研过程

问卷调查在多个网络平台以线上发放方式向中国国内的网民发放。首先，要求企业员工在工作中有使用机器人或者人工智能技术产品来协助完成工作的才能往下填写问卷，否则就结束问卷调查。所以问卷的第1道题就设置了该题项，如果该题项选择"否"，则结束问卷，只有选择"是"才能继续填写问卷。问卷发放的时间集中在2022年9～12月，为期四个月。同时，研究团队定期对每份已填写的调查问卷进行审核，符合要求的才计数在内。

样本收集完成后，样本初次筛选应遵循以下五个原则：①第1题选择为"否"的视为无效样本，即企业员工没有在工作中使用 AI 机器人或者 AI 技术产品来协助完成工作的，将其剔除；②填写问卷的时间少于100秒的，将其视为无效问卷，将其剔除；③在某个时间段，提交问卷的时间呈规律分布的问卷也将被视为无效问卷，将其剔除；④有明显迹象表明答卷人不够认真的，如明显对某些问题连续多个测量项目都选同样的数字的，将被视为无效问卷，将其剔除；⑤问卷存在大片缺失值的，将被视为无效问卷，将其剔除。本调查共回收问卷样本707份，剔除无效数据71份，得到有效样本636份。

四、样本选取

样本的抽样方式一般分为随机和非随机抽样两种方式。随机抽样能反映研究对象总体的代表性，非随机抽样是依据一定的主观标准来抽取样本，有可能会导致数据的排除或强调调查对象的个别特征。本书主要采用的是非随机的抽样方式。如果是数据同源性比较大的，则随机抽取10%的数据作为保留数据，其他数据不计算在内。

在636份有效样本当中，男性受试对象样本共590份，占比92.77%；女性受试对象样本共46份，占比7.23%。在所有受试样本中，18～19岁的有61人，占比 9.59%；20~29 岁的有 317 人，占比 49.84%；30~35 岁的有 120 人，占比 18.87%；36~39 岁的有 47 人，占比 7.39%；40~45 岁的有 47 人，占比 7.39%；46~49 岁的有 23 人，占比 3.62%；50 岁及以上的有 21 人，占比 3.30%。高中或以下学历的有 107 人，占比 16.82%；大专或本科学历的有 474 人，占比 74.53%；硕士及以上学历的有 55 人，占比 8.65%。所在行业为制造业的有 112 人，占比 17.61%；所在行业为服务业的有 133 人，占比 20.91%；所在行业为高科技行业的有 100 人，占比 15.72%；所在行业为政府部门的有 57 人，占比 8.96%；所在行业为教育机构的有 82 人，占比 12.89%；所在行业为其他的有 152 人，占比 23.90%。工作可以被 AI 替代的有 166 人，占比 26.10%；工作不可以被 AI 替代的有 452 人，占比 71.07%；不确定工作能否被 AI 代替的有 18 人，占比 2.83%。基层员工有 412 人，占比 64.78%；中层员工有 184 人，占比 28.93%；高层员工有 40 人，占比 6.29%（见表 4-2）。

表 4-2　样本描述性统计特征

项目	数量（人）	百分比（%）
男性	590	92.77
女性	46	7.23
18~19 岁	61	9.59
20~29 岁	317	49.84
30~35 岁	120	18.87
36~39 岁	47	7.39
40~45 岁	47	7.39
46~49 岁	23	3.62
50 岁及以上	21	3.30
高中或以下学历	107	16.82

项目	数量（人）	百分比（%）
大专或本科学历	474	74.53
硕士及以上学历	55	8.65
所在行业为制造业	112	17.61
所在行业为服务业	133	20.91
所在行业为高科技行业	100	15.72
所在行业为政府部门	57	8.96
所在行业为教育机构	82	12.89
所在行业为其他	152	23.90
工作可以被 AI 替代	166	26.10
工作不可以被 AI 替代	452	71.07
工作不确定能否被 AI 替代	18	2.83
基层员工	412	64.78
中层员工	184	28.93
高层员工	40	6.29

资料来源：笔者整理。

因此，本书中的调研对象覆盖面广，数量适中，具有较好的代表性。

五、信度分析

本章利用数据分析软件 SPSS，进行数据的信度、效度分析，对研究的相关变量进行相关分析、因子分析，同时测量自变量对因变量的影响程度、中介变量和调节变量对各变量的影响大小，进行假设检验、回归检验、模型检验。

根据问卷题项将变量名称归纳为 9 个，分别是人-机协作、不确定性规避、AI 技术培训、自我效能感、员工 AI 焦虑、AI 技术学习焦虑、工作替代焦虑、AI 配置担忧、社会技术盲症。如表 4-3 所示，人-机协作的 Cronbach's α 系数为 0.874，不确定性规避的 Cronbach's α 系数为 0.849，AI 技术培训的 Cronbach's α 系数为 0.835，自我效能感的 Cronbach's α 系数为 0.806，员工 AI 焦虑的 Cronbach's α 系数为 0.857，AI 技术学习焦虑的 Cronbach's α 系数为 0.920，工作替代焦虑的 Cronbach's α 系数为 0.873，AI 配置担忧的 Cronbach's α 系数为 0.833，社会技术盲症的 Cronbach's α 系数为 0.830，各变量的 Cronbach's α 系数均大于或等于 0.830，信度较好，数据具有较高的一致性。

表 4-3 变量 Cronbach 信度分析

变量名称	题项	校正项总计相关性（CITC）	项已删除的 Cronbach's α 系数	Cronbach's α 系数
人-机协作	1. 我能熟练操作机器人来完成工作	0.655	0.857	0.874
	2. 使用机器人让我的工作越来越轻松	0.639	0.858	
	3. 我对机器人的协作很满意	0.629	0.859	
	4. 我能安全地操作机器人	0.639	0.858	
	5. 我能舒适地操作机器人	0.610	0.861	
	6. 我能利用机器人进行工作上的创新	0.632	0.859	
	7. 我认为，长期使用机器人可以帮助我进行工作上的创新	0.625	0.859	
	8. 当发生意外时，机器人能做出保护人的行为	0.580	0.863	

续表

变量名称	题项	校正项总计相关性（CITC）	项已删除的 Cronbach's α 系数	Cronbach's α 系数
不确定性规避	1. 我更喜欢墨守成规而不喜欢天马行空	0.554	0.836	0.849
	2. 我更喜欢具体的、详细的指令而不是泛泛的指导方针	0.640	0.823	
	3. 当我不知道结果时，我很容易感到焦虑	0.624	0.825	
	4. 当我无法预知后果时，我会有压力	0.643	0.823	
	5. 当结果无法预测时，我不会冒险	0.622	0.825	
	6. 我认为不应该仅仅因为务实的原因而去打破规则	0.609	0.827	
	7. 我不喜欢模棱两可的情况	0.563	0.834	
AI 技术培训	1. 公司经常以人-机协作为主题培训员工	0.657	0.795	0.835
	2. 公司制定了有关人-机协作方面的规章制度和详细的培训流程	0.666	0.791	
	3. 公司提供了有关人-机协作方面的技术技能培训	0.674	0.787	
	4. 公司提供了解决人-机协作问题的技能培训	0.662	0.793	
自我效能感	1. 我认为我比大多数与我共事的人更能应对变化	0.588	0.773	0.806
	2. 当所在的组织发生重大变化时，我觉得我可以轻松应对	0.606	0.764	
	3. 我毫不怀疑，在组织变革后，我依然会表现出色	0.642	0.746	
	4. 我相信在组织变革后，我会在现有的工作岗位上表现出色	0.648	0.744	
员工 AI 焦虑	1. AI 技术学习焦虑	0.548	0.880	0.857
	2. 工作替代焦虑	0.777	0.789	
	3. AI 配置担忧	0.767	0.790	
	4. 社会技术盲症	0.732	0.806	

续表

变量名称	题项	校正项总计相关性（CITC）	项已删除的 Cronbach's α 系数	Cronbach's α 系数
AI 技术学习焦虑	1. 学习一节有关 AI 技术/产品发展趋势的课程使我焦虑	0.734	0.910	0.920
	2. 学习使用 AI 技术/产品使我焦虑	0.763	0.907	
	3. 学习了解使用 AI 技术/产品的特色功能使我焦虑	0.762	0.908	
	4. 学习怎么与 AI 技术/产品互动使我焦虑	0.775	0.906	
	5. 学习与 AI 技术/产品相关的特色功能使我焦虑	0.726	0.910	
	6. 学习与 AI 技术/产品互动使我焦虑	0.781	0.906	
	7. 无法跟上 AI 技术/产品的更新使我焦虑	0.629	0.918	
	8. 阅读一本 AI 技术/产品的使用手册使我焦虑	0.700	0.912	
工作替代焦虑	1. 我害怕一项 AI 技术/产品会代替人类的工作	0.638	0.857	0.873
	2. 如果开始使用 AI 技术/产品，我害怕会依赖它们，同时让我丧失一些推理能力	0.714	0.844	
	3. 我害怕广泛使用智能机器人会使人没有工作可做	0.678	0.850	
	4. 我害怕一项 AI 技术/产品让我有依赖性	0.699	0.847	
	5. 我害怕一项 AI 技术/产品让我变得更加懒惰	0.641	0.857	
	6. 我害怕一项 AI 技术/产品会代替人类	0.675	0.851	
AI 配置担忧	1. 我发现 AI 技术/产品（如仿真机器人）很可怕	0.711	0.751	0.833
	2. 我发现 AI 技术/产品（如仿真机器人）令人生畏	0.710	0.753	
	3. 我不知道为什么，但 AI 技术/产品（如机器人）让我害怕	0.659	0.802	
社会技术盲症	1. 我担心 AI 技术/产品可能会失控和故障	0.686	0.773	0.830
	2. 我担心 AI 技术/产品可能会被滥用	0.650	0.790	
	3. 我害怕 AI 技术/产品可能会引起的各种相关问题	0.672	0.781	
	4. 我害怕 AI 技术/产品可能会导致机器人自主	0.627	0.800	

资料来源：笔者整理。

六、效度分析

量表的效度一般包含内容效度、结构效度、聚合效度和区分效度。本部分内容将进一步检验量表的效度。

如表 4-4 所示，各个变量题项的因子载荷系数为 0.61~0.89，均大于 0.5，说明结构效度良好。

表 4-4　变量效度分析结果

变量名称	题项	因子载荷系数 因子 1	特征根
人-机 协作	1. 我能熟练操作机器人来完成工作	0.743	4.520
	2. 使用机器人让我的工作越来越轻松	0.734	
	3. 我对机器人的协作很满意	0.723	
	4. 我能安全地操作机器人	0.730	
	5. 我能舒适地操作机器人	0.707	
	6. 我能利用机器人进行工作上的创新	0.724	
	7. 我认为，长期使用机器人可以帮助我进行工作上的创新	0.720	
	8. 当发生意外时，机器人能做出保护人的行为	0.672	
不确定性 规避	1. 我更喜欢墨守成规而不喜欢天马行空	0.674	3.682
	2. 我更喜欢具体的、详细的指令而不是泛泛的指导方针	0.755	
	3. 当我不知道结果时，我很容易感到焦虑	0.742	
	4. 当我无法预知后果时，我会有压力	0.757	
	5. 当结果无法预测时，我不会冒险	0.735	
	6. 我认为不应该仅仅因为务实的原因而去打破规则	0.725	
	7. 我不喜欢模棱两可的情况	0.685	

续表

变量名称	题项	因子载荷系数 因子1	特征根
AI技术 培训	1. 公司经常以人-机协作为主题培训员工	0.812	2.675
	2. 公司制定了有关人-机协作方面的规章制度和详细的培训流程	0.819	
	3. 公司提供了有关人-机协作方面的技术技能培训	0.825	
	4. 公司提供了解决人-机协作问题的技能培训	0.815	
自我 效能感	1. 我认为我比大多数与我共事的人更能应对变化	0.768	2.530
	2. 当所在的组织发生重大变化时, 我觉得我可以轻松应对	0.783	
	3. 我毫不怀疑, 在组织变革后, 我依然会表现出色	0.812	
	4. 我相信在组织变革后, 我会在现有的工作岗位上表现出色	0.816	
员工AI 焦虑	1. AI学习焦虑	0.709	2.827
	2. 工作替代焦虑	0.893	
	3. AI配置担忧	0.881	
	4. 社会技术盲症	0.867	
AI技术 学习焦虑	1. 学习一节有关AI技术/产品发展趋势的课程使我焦虑	0.802	5.150
	2. 学习使用AI技术/产品使我焦虑	0.827	
	3. 学习了解使用AI技术/产品的特色功能使我焦虑	0.825	
	4. 学习怎么与AI技术/产品互动使我焦虑	0.837	
	5. 学习与AI技术/产品相关的特色功能使我焦虑	0.797	
	6. 学习与AI技术/产品互动使我焦虑	0.842	
	7. 无法跟上AI技术/产品的更新使我焦虑	0.708	
	8. 阅读一本AI技术/产品的使用手册使我焦虑	0.772	
工作替代 焦虑	1. 我害怕一项AI技术/产品会代替人类的工作	0.752	3.672
	2. 如果开始使用AI技术/产品, 我害怕会依赖它们, 同时让我丧失一些推理能力	0.814	
	3. 我害怕广泛使用智能机器人会使人没有工作可做	0.785	
	4. 我害怕一项AI技术/产品让我有依赖性	0.803	
	5. 我害怕一项AI技术/产品让我变得更加懒惰	0.755	
	6. 我害怕一项AI技术/产品会代替人类	0.783	

续表

变量名称	题项	因子载荷系数 因子 1	特征根
AI 配置 担忧	1. 我发现 AI 技术/产品（如仿真机器人）很可怕	0.877	2.250
	2. 我发现 AI 技术/产品（如仿真机器人）令人生畏	0.876	
	3. 我不知道为什么，但 AI 技术/产品（如机器人）让我害怕	0.845	
社会技术 盲症	1. 我担心 AI 技术/产品可能会失控或出现故障	0.833	2.657
	2. 我担心 AI 技术/产品可能会被滥用	0.810	
	3. 我害怕 AI 技术/产品可能会引起各种相关问题	0.824	
	4. 我害怕 AI 技术/产品可能会导致机器人自主	0.792	

资料来源：笔者整理。

由表 4-5 可知，所有变量的 AVE 值除了有两项接近 0.5，其他的均大于 0.5；所有变量的 CR 值均大于 0.8，说明聚合效度比较高。

表 4-5 变量模型 AVE 和 CR 指标结果

变量名称	平均方差萃取 AVE 值	组合信度 CR 值
人-机协作	0.457	0.871
不确定性规避	0.448	0.850
AI 技术培训	0.558	0.835
自我效能感	0.511	0.807
员工 AI 焦虑	0.621	0.866
AI 技术学习焦虑	0.595	0.921
工作替代焦虑	0.535	0.873
AI 配置担忧	0.626	0.834

续表

变量名称	平均方差萃取 AVE 值	组合信度 CR 值
社会技术盲症	0.552	0.831

资料来源：笔者整理。

为了验证本书涉及的变量之间的区分效度，本部分运用验证性因子检验（CFA）来识别分析，将八因子模型分别与七因子模型、六因子模型、五因子模型、四因子模型、三因子模型、二因子模型和单因子模型进行比较。在八因子模型中，八个构念都被认为是独立的变量；七因子模型为人—机协作、不确定性规避、AI 技术培训、自我效能感、AI 技术学习焦虑+AI 配置担忧、工作替代焦虑、社会技术盲症；六因子模型为人—机协作、不确定性规避、AI 技术培训、自我效能感、AI 技术学习焦虑+AI 配置担忧、工作替代焦虑+社会技术盲症；五因子模型为人—机协作、不确定性规避、AI 技术培训、自我效能感、AI 技术学习焦虑+AI 配置担忧+工作替代焦虑+社会技术盲症；四因子模型为人—机协作、不确定性规避+AI 技术培训、自我效能感、AI 技术学习焦虑+AI 配置担忧+工作替代焦虑+社会技术盲症；三因子模型为人—机协作、不确定性规避+AI 技术培训+自我效能感、AI 技术学习焦虑+AI 配置担忧+工作替代焦虑+社会技术盲症；二因子模型为人—机协作+不确定性规避+AI 技术培训+自我效能感、AI 技术学习焦虑+AI 配置担忧+工作替代焦虑+社会技术盲症；单因子模型为人—机协作+不确定性规避+AI 技术培训+自我效能感+AI 技术学习焦虑+AI 配置担忧+工作替代焦虑+社会技术盲症。在表 4-6 中，相较于七因子模型、六因子模型、五因子模型、四因子模型、三因子模型、二因子模型和单因子模型，八因子模型对于样本数据的拟合结果最佳，并且各项拟合指标符合临界值标准，说明八个因子代表了八个不同的构念，而这八个构念之间具有区分效度。

表 4-6　验证性因子分析竞争模型

模型	χ^2	df	χ^2/df	CFI	TLI	RMSEA	SRMR
八因子模型	2091.097	874	2.393	0.914	0.861	0.047	0.043
七因子模型	3402.464	881	3.862	0.821	0.808	0.067	0.075
六因子模型	3552.902	887	4.006	0.811	0.798	0.069	0.075
五因子模型	3568.608	769	4.641	0.778	0.764	0.076	0.083
四因子模型	4899.252	896	5.468	0.716	0.700	0.084	0.084
三因子模型	5630.637	899	6.263	0.716	0.646	0.091	0.090
二因子模型	6592.325	901	7.317	0.596	0.575	0.100	0.112
单因子模型	10635.799	1224	8.689	0.426	0.402	0.110	0.128

注：八因子模型：HCC、UA、AITT、SE、AILA、AICA、JRA、STBA；七因子模型：HCC、UA、AITT、SE、AILA+AICA、JRA、STBA；六因子模型：HCC、UA、AITT、SE、AILA+AICA、JRA+STBA；五因子模型：HCC、UA、AITT、SE、AILA+AICA+JRA+STBA；四因子模型：HCC、UA+AITT、SE、AILA+AICA+JRA+STBA；三因子模型：HCC、UA+AITT+SE、AILA+AICA+JRA+STBA；二因子模型：HCC+UA+AITT+SE、AILA+AICA+JRA+STBA；单因子模型：HCC+UA+AITT+SE+AILA+AICA+JRA+STBA。其中，HCC 为人-机协作；UA 为不确定性规避；AITT 为 AI 技术培训；SE 为自我效能感；AILA 为 AI 技术学习焦虑；AICA 为 AI 配置担忧；JRA 为工作替代焦虑；STBA 为社会技术盲症。

资料来源：笔者整理。

七、相关性分析

在实证研究中，对量表进行信度、效度检验之后需要通过相关性分析来初步判断研究涉及的所有变量之间的相关关系，为后续的回归分析提供初步依据。本节主要对数据进行基础的描述性分析，分析所有变量（自变量、中介变量、调节变量、因变量和控制变量）的均值、标准差和各个变量之间的相关系数。如表 4-7 所示，所有变量的相关系数均在一个合理的范围。经过 SPSS 26 的分析，本书所有变量之间的 Pearson 描述性统计和相关系数矩阵的结果均在合理范围，可初步判断各个变量之间并不存在多重共线性问题。由表 4-7 可知两两变量之间的相关关系如下：

第一，员工 AI 焦虑与人-机协作、不确定性规避、AI 技术培训、自我效能感之间全部呈现出显著性，相关系数值分别是 0.208、0.480、0.334、0.224，并且相关系数值均大于 0，这说明员工 AI 焦虑与人-机协作、不确定性规避、AI 技术培训、自我效能感之间有着正相关关系。

第二，AI 技术学习焦虑与人-机协作、不确定性规避、AI 技术培训、自我效能感之间全部呈现出显著性，相关系数值分别是 0.145、0.332、0.290、0.181，并且相关系数值均大于 0，这说明 AI 技术学习焦虑与人-机协作、不确定性规避、AI 技术培训、自我效能感之间有着正相关关系。

第三，工作替代焦虑与人-机协作、不确定性规避、AI 技术培训、自我效能感之间全部呈现出显著性，相关系数值分别是 0.189、0.444、0.264、0.194，并且相关系数值均大于 0，这说明工作替代焦虑与人-机协作、不确定性规避、AI 技术培训、自我效能感之间有着正相关关系。

第四，AI 配置担忧与人-机协作、不确定性规避、AI 技术培训、自我效能感之间全部呈现出显著性，相关系数值分别是 0.177、0.384、0.277、0.181，并且相关系数值均大于 0，这说明 AI 配置担忧与人-机协作、不确定性规避、AI 技术培训、自我效能感之间有着正相关关系。

表 4-7　各变量的均值、标准差和相关系数

变量名称	均值	标准偏差	1	2	3	4	5	6	7	8	9	10	11	12	13
1. 性别	1.380	0.485	—												
2. 年龄	28.960	9.044	0.104**	—											
3. 受教育情况	1.920	0.498	0.036	-0.150**	—										
4. 所在行业	3.500	1.850	0.021	-0.405**	0.137**	—									
5. 人—机协作	3.475	0.784	0.002	0.100**	-0.057	-0.065	—								
6. 不确定性规避	3.414	0.829	0.056	0.106**	-0.182**	-0.044	0.250**	—							
7. AI 技术培训	3.384	0.944	0.066*	0.143**	-0.138**	-0.112	0.380**	0.232**	—						
8. 自我效能感	3.519	0.846	0.001	0.147**	-0.110*	-0.111	0.320**	0.173**	0.276**	—					
9. 员工 AI 焦虑	3.194	0.834	0.122**	0.251**	-0.121**	-0.058	0.208**	0.480**	0.334**	0.224**	—				
10. AI 技术学习焦虑	3.015	1.003	0.118**	0.283**	-0.141**	-0.096	0.145**	0.332**	0.290**	0.181**	0.740**	—			
11. 工作替代焦虑	3.353	0.931	0.097**	0.134**	-0.089*	0.003	0.189**	0.444**	0.264**	0.194**	0.876**	0.484**	—		
12. AI 配置担忧	3.073	1.085	0.098**	0.280**	-0.101**	-0.092	0.177**	0.384**	0.277**	0.181**	0.884**	0.553**	0.709**	—	
13. 社会技术盲症	3.336	0.963	0.095**	0.129**	-0.072*	-0.002	0.189**	0.454**	0.287**	0.194**	0.851**	0.433**	0.765**	0.674**	—

注：＊表示 p<0.05，＊＊表示 p<0.01。

资料来源：笔者整理。

第五，社会技术盲症与人-机协作、不确定性规避、AI 技术培训、自我效能感之间全部呈现出显著性，相关系数值分别是 0.189、0.454、0.287、0.194，并且相关系数值均大于 0，这说明社会技术盲症与人-机协作、不确定性规避、AI 技术培训、自我效能感之间有着正相关关系。

以上相关系数数据只能提供初步的信息，本书将用分层回归分析来验证在第三章中提出的假设。

八、回归分析和假设检验

根据第三章提出的模型，因变量为员工 AI 焦虑，自变量为人-机协作，同时引入不确定性规避、AI 技术培训作为调节变量，自我效能感为中介变量，将性别、年龄、行业作为控制变量。根据一般分层回归的研究思路，可分为四种组合：①只考虑性别、年龄、行业作为控制变量；②在不确定性规避变量影响的基础上，考虑自变量人-机协作对员工 AI 焦虑的影响；③在 AI 技术培训作为调节变量影响的基础上，考虑自变量人-机协作对员工 AI 焦虑的影响；④AI 技术培训和不确定性规避共同为调节变量，考虑自变量人-机协作对员工 AI 焦虑的影响。

（一）人-机协作对员工 AI 焦虑的影响

表 4-8 的数据显示，M2 的调整 R^2 为 0.103，ΔR^2 为 0.035，F 为 24.466，说明回归方程显著且拟合优度比较好；M2 中，人-机协作的未标准化系数为 0.199，影响显著，说明人-机协作对员工 AI 焦虑的影响作用显著，而且是正向

的。命题假设 H1 得到支持。

表 4-8　员工 AI 焦虑回归结果

变量		员工 AI 焦虑						
		M1	M2	M3	M4	M5	M6	M7
常量		2.211***	1.553***	0.588	1.701***	0.363	0.990*	1.478
控制变量	性别	0.161	0.163*	0.128*	0.138*	0.109	0.136**	0.122*
	年龄	0.024*	0.022***	0.019***	0.019***	0.018***	0.020***	0.017***
	行业	0.020*	0.022	0.022	0.023	0.028	0.029	0.029
自变量	人-机协作		0.199***	0.087*	−0.220	0.012	0.148	−0.296*
调节变量	不确定性规避			0.438***	0.109	0.409***		−0.013
	AI 技术培训					0.185***	0.294*	0.280*
交互项	人-机协作 * 不确定性规避				0.090**			0.114**
	人-机协作 * AI 技术培训						−0.016	−0.024
回归方程拟合	调整 R^2	0.069	0.103	0.278	0.286	0.314	0.162	0.324
	ΔR^2	0	0.035	0.176	0.008	0.212	0	0.012
	F	16.762***	24.466***	154.746***	7.264**	98.122***	0.186	5.563**

注：*表示 $p<0.05$，**表示 $p<0.01$，***表示 $p<0.001$。

资料来源：笔者整理。

表 4-9 的数据显示，M9 的调整 R^2 为 0.096，ΔR^2 为 0.014，F 为 9.856，说明回归方程显著且拟合优度比较好；M9 中人-机协作的未标准化系数为 0.152，影响显著，说明人-机协作对 AI 技术学习焦虑的影响作用显著，而且是正向的。命题假设 H1a 得到支持。

表 4-9　AI 技术学习焦虑回归结果

变量		AI 技术学习焦虑						
		M8	M9	M10	M11	M12	M13	M14
常量		1.838***	1.334***	0.561*	1.665**	0.301	0.900	1.482
控制变量	性别	0.183*	0.184*	0.156*	0.166*	0.134	0.155*	0.147*
	年龄	0.031***	0.030***	0.027***	0.027***	0.026***	0.028***	0.025***
	行业	0.008	0.010	0.010	0.011	0.016	0.018	0.017
自变量	人-机协作		0.152**	0.062	-0.242	-0.024	0.049	-0.351
调节变量	不确定性规避			0.351***	0.025	0.318***		-0.102
	AI 技术培训					0.214***	0.266	0.288
交互项	人-机协作 * 不确定性规避				0.089*			0.114*
	人-机协作 * AI 技术培训						-0.003	-0.018
回归方程拟合	调整 R^2	0.084	0.096	0.174	0.178	0.206	0.143	0.212
	ΔR^2	0.088	0.014	0.078	0.006	0.112	0	0.008
	F	20.308***	9.856**	60.038***	4.291*	44.622***	0.005	3.338*

注：*表示 $p < 0.05$，**表示 $p < 0.01$，***表示 $p < 0.001$。

资料来源：笔者整理。

表 4-10 的数据显示，M16 的调整 R^2 为 0.054，ΔR^2 为 0.032，F 为 21.406，说明回归方程显著且拟合优度比较好；M16 中人-机协作的未标准化系数为 0.213，影响显著，说明人-机协作对员工工作替代焦虑的影响作用显著。假设 H1b 得到支持。

表4-10　工作替代焦虑回归结果

变量		工作替代焦虑						
		M15	M16	M17	M18	M19	M20	M21
常量		2.580***	1.874***	0.854***	1.791***	0.669**	1.144*	1.491*
控制变量	性别	0.153*	0.155*	0.117	0.126	0.102	0.132	0.114
	年龄	0.016***	0.014**	0.011**	0.010*	0.010*	0.012**	0.009*
	行业	0.032	0.034	0.034	0.035	0.038*	0.040	0.039*
自变量	人-机协作		0.213***	0.095*	−0.164	0.033	0.238	−0.190
调节变量	不确定性规避			0.463***	0.186	0.439***		0.065
	AI技术培训				0.152***	0.326*	0.284	
交互项	人-机协作 * 不确定性规避				0.076			0.101*
	人-机协作 * AI技术培训						−0.033	−0.035
回归方程拟合	调整 R^2	0.024	0.054	0.212	0.215	0.230	0.091	0.235
	ΔR^2	0.028	0.032	0.158	0.005	0.177	0.001	0.007
	F	6.124***	21.406***	127.112***	3.763	73.174***	0.618	3.018*

注：*表示 $p<0.05$，**表示 $p<0.01$，***表示 $p<0.001$。

资料来源：笔者整理。

表4-11的数据显示，M23的调整 R^2 为0.100，ΔR^2 为0.023，F为15.975，说明回归方程显著且拟合优度比较好；M23中人-机协作的未标准化系数为0.209，影响显著，且是正向的，说明人-机协作对员工AI配置担忧的影响作用显著，且是正向影响。假设H1c得到支持。

表 4-11　AI 配置担忧回归分析结果

变量		AI 配置担忧						
		M22	M23	M24	M25	M26	M27	M28
常量		1.844***	1.152***	0.173	1.925**	-0.059	0.766	1.680*
控制变量	性别	0.152	0.154	0.118	0.134	0.098	0.126	0.118
	年龄	0.034***	0.032***	0.029***	0.028***	0.028***	0.030***	0.026***
	行业	0.012	0.015	0.014	0.016	0.020	0.022	0.022
自变量	人-机协作		0.209***	0.096	-0.388*	0.018	0.101	-0.464*
调节变量	不确定性规避			0.444***	-0.073	0.415***		-0.203
	AI 技术培训					0.191***	0.247	0.300
交互项	人-机协作 * 不确定性规避				0.141**			0.168***
	人-机协作 * AI 技术培训						0.000	-0.027
回归方程拟合	调整 R^2	0.079	0.100	0.207	0.218	0.229	0.136	0.242
	ΔR^2	0.083	0.023	0.107	0.012	0.130	0.000	0.015
	F	19.172***	15.975***	85.715***	9.715**	53.446***	0.000	6.416**

注：* 表示 $p<0.05$，** 表示 $p<0.01$，*** 表示 $p<0.001$。

资料来源：笔者整理。

表 4-12 的数据显示，M30 的调整 R^2 为 0.052，ΔR^2 为 0.032，F 为 21.401，说明回归方程显著且拟合优度比较好；M30 中人-机协作的未标准化系数为 0.221，影响显著，且是正向的，说明人-机协作对员工社会技术盲症的影响作用显著，且是正向影响。假设 H1d 得到支持。

表 4-12　社会技术盲症回归分析结果

变量		社会技术盲症						
		M29	M30	M31	M32	M33	M34	M35
常量		2.581***	1.851***	0.764**	1.424*	0.541*	1.152	1.258*
控制变量	性别	0.157*	0.159*	0.119	0.125	0.100	0.132	0.109
	年龄	0.015**	0.014**	0.010*	0.010*	0.009*	0.011*	0.008*
	行业	0.028	0.031	0.030	0.031	0.036	0.038	0.036
自变量	人-机协作		0.221***	0.095*	−0.087	0.020	0.205	−0.177
调节变量	不确定性规避			0.493***	0.298	0.465***		0.188
	AI 技术培训					0.184***	0.336*	0.25
交互项	人-机协作 * 不确定规避				0.053			0.075
	人-机协作 * AI 技术培训						−0.030	−0.017
回归方程拟合	调整 R^2	0.021	0.052	0.219	0.220	0.245	0.098	0.246
	ΔR^2	0.026	0.032	0.167	0.002	0.194	0.001	0.004
	F	5.592***	21.401***	136.053***	1.755	81.570***	0.361	1.602

注：*表示 $p<0.05$，**表示 $p<0.01$，***表示 $p<0.001$。

资料来源：笔者整理。

（二）不确定性规避的调节效应

表 4-8 的数据显示，加入不确定性规避作为调节变量后，M4 交互项（人-机协作 * 不确定性规避）的未标准化系数为 0.090，影响显著，而且是正向作用。这说明在不确定性规避的调节作用下，人-机协作对员工 AI 焦虑的影响显著，且是正向作用。假设 H2 得到支持。不确定性规避对人-机协作下员工 AI 焦虑的调节作用如图 4-1 所示。

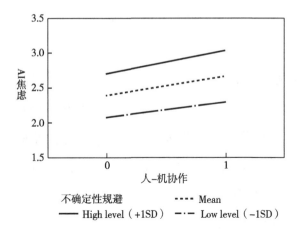

图 4-1　不确定性规避对人—机协作下员工 AI 焦虑的调节作用

资料来源：笔者整理。

表 4-9 的数据显示，加入不确定性规避作为调节变量后，M11 中交互项（人—机协作 * 不确定性规避）的未标准化系数为 0.089，影响显著，而且是正向作用。不确定性规避对人—机协作下员工 AI 技术学习焦虑的调节作用如图 4-2 所示。

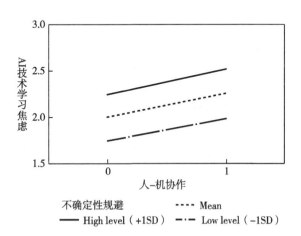

图 4-2　不确定性规避对人—机协作下员工 AI 技术学习焦虑的调节作用

资料来源：笔者整理。

这说明在不确定性规避的调节作用下，人-机协作对员工 AI 技术学习焦虑的影响显著，且是正向作用。

表4-10 的数据显示，加入不确定性规避作为调节变量后，M18 中交互项（人-机协作＊不确定性规避）的未标准化系数为 0.076，影响不显著。这说明在不确定性规避的调节作用下，人-机协作对员工工作替代焦虑的影响不显著。

表4-11 的数据显示，加入不确定性规避作为调节变量后，M25 中交互项（人-机协作＊不确定性规避）的未标准化系数为 0.141，影响显著，而且是正向作用。这说明在不确定性规避的调节作用下，人-机协作对员工 AI 配置担忧的影响显著，且是正向作用。不确定性规避对人-机协作下员工 AI 配置担忧的调节作用如图 4-3 所示。

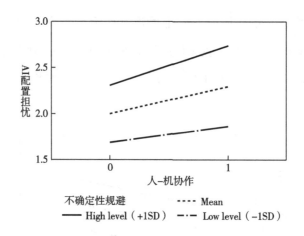

图4-3 不确定性规避对人-机协作下员工 AI 配置担忧的调节作用

资料来源：笔者整理。

表4-12 的数据显示，加入不确定性规避作为调节变量后，M32 中交互项（人-机协作＊不确定性规避）的未标准化系数为 0.053，影响不显著。这说明在不确定性规避的调节作用下，人-机协作对员工社会技术盲症的影响不显著。

（三） AI 技术培训的调节效应

表4-8 的数据显示，加入 AI 技术培训变量后，M6 中交互项（人-机协作 ∗ AI 技术培训）的未标准化系数为-0.016，影响不显著。这说明在 AI 技术培训的调节作用下，人-机协作对员工 AI 焦虑的影响不明显。假设 H3 没有得到支持。

表4-9 的数据显示，加入 AI 技术培训变量后，M13 中交互项（人-机协作 ∗ AI 技术培训）的未标准化系数为-0.003，影响不显著。这说明在 AI 技术培训的调节作用下，人-机协作对员工 AI 技术学习焦虑的影响不明显。

表4-10 的数据显示，加入 AI 技术培训变量后，M20 中交互项（人-机协作 ∗ AI 技术培训）的未标准化系数为-0.033，影响不显著。这说明在 AI 技术培训的调节作用下，人-机协作对员工工作替代焦虑的影响不明显。

表4-11 的数据显示，加入 AI 技术培训变量后，M27 中交互项（人-机协作 ∗ AI 技术培训）的未标准化系数为 0.000，影响不显著。这说明在 AI 技术培训的调节作用下，人-机协作对员工 AI 配置担忧的影响不明显。

表4-12 的数据显示，加入 AI 技术培训变量后，M34 中交互项（人-机协作 ∗ AI 技术培训）的未标准化系数为-0.030，影响不显著。这说明在 AI 技术培训的调节作用下，人-机协作对社会技术盲症的影响不明显。

（四） 双变量的共同调节效应

表4-8 的数据显示，在不确定性规避和 AI 技术培训的共同作用下，M7 中交互项（人-机协作 ∗ 不确定性规避）的未标准化系数为 0.114，影响显著，而且是正向作用；M7 中交互项（人-机协作 ∗ AI 技术培训）的未标准化系数为-0.024，无显著影响作用。表4-13 的数据说明交互项（人-机协作 ∗ 不确定性

规避 * AI 技术培训）的 p=0. 3674<0. 05，95%的置信区间包括 0。这说明在不确定性规避和 AI 技术培训的共同作用下，没有调节人-机协作对员工 AI 焦虑的影响作用。假设 H4 没有得到支持。

表 4-13　不确定性规避和 AI 技术培训对员工 AI 焦虑的调节效应分析

调节变量交互项	coeff	se	t	p	LLCI	ULCI
HCC * UA * AITT	0. 0257	0. 0285	0. 9020	0. 3674	−0. 0302	0. 0816

注：HCC 为人-机协作；UA 为不确定性规避；AITT 为 AI 技术培训。

资料来源：笔者整理。

九、中介效应作用

（一）自我效能感对人-机协作与员工 AI 焦虑的中介效应

本部分检验自我效能感对人-机协作与员工 AI 焦虑的中介效应，表 4-14 的数据显示，中介模型拟合指标良好（ΔR^2 = 0. 0708，MSE = 0. 6486，F = 24. 1115，df1 = 2. 000，df2 = 633，p<0. 001）。人-机协作与员工 AI 焦虑的总效应（b = 0. 1724，p<0. 001）及间接效应（b = 0. 0595，置信区间为 ［0. 0284，0. 1028］）均显著。根据中介效应检验和分析程序，自我效能感对人-机协作与员工 AI 焦虑起到中介作用。假设 H5 得到显著支持。

表 4-14 自我效能感对人−机协作与员工 AI 焦虑的中介效应分析结果

效应	估计值	标准差	t 值	p 值	LLCI	ULCI
总效应（Total Effect）	0.1724	0.0399	4.3237	0.0000	0.0941	0.2506
直接效应（Direct Effect）	0.1621	0.0430	3.7656	0.0002	0.0776	0.2466
	估计值	Boot S.E.	t 值	p 值	BootLLCI	BootULCI
间接效应（Indirect Effect）	0.0595	0.0188	—	—	0.0284	0.1028
	ΔR^2	MSE	F	df1	df2	p
	0.0708	0.6486	24.1115	2.000	633	0.000

资料来源：笔者整理。

（二）自我效能感对人−机协作与 AI 技术学习焦虑的中介效应

本部分检验自我效能感对人−机协作与 AI 技术学习焦虑的中介效应，表 4-15 的数据显示，中介模型拟合指标良好（$\Delta R^2 = 0.1023$，MSE = 0.6438，F = 13.5799，df1 = 2.000，df2 = 633，p<0.001）。人−机协作与 AI 技术学习焦虑的总效应（b = 0.1773，p<0.001，置信区间为 [1.5446，2.3722]）及间接效应（b = 0.0613，置信区间为 [0.0254，0.1130]）均显著。根据中介效应检验和分析程序，自我效能感对人−机协作与 AI 技术学习焦虑起到中介作用。假设 H5a 得到显著支持。

表 4-15 自我效能感对人−机协作与 AI 技术学习焦虑的中介效应分析结果

效应	估计值	标准差	t 值	p 值	LLCI	ULCI
总效应（Total Effect）	0.1773	0.0487	9.3202	0.0000	1.5446	2.3722
直接效应（Direct Effect）	0.1243	0.0526	2.3644	0.0184	0.0211	0.2729
	估计值	Boot S.E.	t 值	p 值	BootLLCI	BootULCI
间接效应（Indirect Effect）	0.0613	0.0217	—	—	0.0254	0.1130
	ΔR^2	MSE	F	df1	df2	p
	0.1023	0.6438	13.5799	2.000	633	0.000

资料来源：笔者整理。

（三）自我效能感对人-机协作与员工工作替代焦虑的中介效应

本部分检验自我效能感对人-机协作与员工工作替代焦虑的中介效应，表 4-16 的数据显示，中介模型拟合指标良好（$\Delta R^2 = 0.2357$，MSE = 0.8217，F = 18.6187，df1 = 2.000，df2 = 633，p<0.001）。人-机协作与员工工作替代焦虑的总效应（b = 0.1638，p<0.001，置信区间为 [0.0757，0.2519]）及间接效应（b = 0.0566，置信区间为 [0.0211，0.1008]）均显著。根据中介效应检验和分析程序，自我效能感对人-机协作与员工工作替代焦虑起到中介作用。假设 H5b 得到显著支持。

表 4-16　自我效能感对人-机协作与员工工作替代焦虑的中介效应分析结果

效应	估计值	标准差	t 值	p 值	LLCI	ULCI
总效应（Total Effect）	0.1638	0.0449	3.6513	0.0003	0.0757	0.2519
直接效应（Direct Effect）	0.1679	0.0484	3.4646	0.0006	0.0727	0.2630
	估计值	Boot S. E.	t 值	p 值	BootLLCI	BootULCI
间接效应（Indirect Effect）	0.0566	0.0204	—	—	0.0211	0.1008
	ΔR^2	MSE	F	df1	df2	p
	0.2357	0.8217	18.6187	2.000	633	0.000

资料来源：笔者整理。

（四）自我效能感对人-机协作与 AI 配置担忧的中介效应

本部分检验自我效能感对人-机协作与员工 AI 配置焦虑的中介效应，表 4-17 的数据显示，中介模型拟合指标良好（$\Delta R^2 = 0.2203$，MSE = 1.1231，F = 16.1498，df1 = 2.000，df2 = 633，p<0.001）。人-机协作与员工 AI 配置担忧的总

效应（b = 0.1783，p < 0.001，置信区间为 ［0.0753，0.2813］）及间接效应（b = 0.0616，置信区间为 ［0.0203，0.1125］）均显著。根据中介效应检验和分析程序，自我效能感对人-机协作与员工 AI 配置担忧起到中介作用。假设 H5c 得到显著支持。

表 4-17　自我效能感对人-机协作与员工 AI 配置担忧的中介效应分析结果

效应	估计值	标准差	t 值	p 值	LLCI	ULCI
总效应（Total Effect）	0.1783	0.0525	3.3986	0.0007	0.0753	0.2813
直接效应（Direct Effect）	0.1829	0.0566	3.2288	0.0013	0.0717	0.2941
	估计值	Boot S. E.	t 值	p 值	BootLLCI	BootULCI
间接效应（Indirect Effect）	0.0616	0.0236	—	—	0.0203	0.1125
	ΔR^2	MSE	F	df1	df2	p
	0.2203	1.1231	16.1498	2.000	633	0.000

资料来源：笔者整理。

（五）自我效能感对人-机协作与员工社会技术盲症的中介效应

本部分检验自我效能感对人-机协作与社会技术盲症的中介效应，表 4-18 的数据显示，中介模型拟合指标良好（ΔR^2 = 0.2359，MSE = 0.8790，F = 18.6523，df1 = 2.000，df2 = 633，p < 0.001）。人-机协作与社会技术盲症的总效应（b = 0.1700，p < 0.001，置信区间为 ［0.0788，0.2611］）及间接效应（b = 0.0587，置信区间为 ［0.0750，0.2718］）均显著。根据中介效应检验和分析程序，自我效能感对人-机协作与员工社会技术盲症起到中介作用。假设 H5d 得到显著支持。

表 4-18　自我效能感对人-机协作与员工社会技术盲症的中介效应

效应	估计值	标准差	t 值	p 值	LLCI	ULCI
总效应（Total Effect）	0.1700	0.0464	3.6626	0.0003	0.0788	0.2611
直接效应（Direct Effect）	0.1734	0.0501	3.4595	0.0006	0.0750	0.2718
	估计值	Boot S. E.	t 值	p 值	BootLLCI	BootULCI
间接效应（Indirect Effect）	0.0587	0.0206	—	—	0.0750	0.2718
	ΔR^2	MSE	F	df1	df2	p
	0.2359	0.8790	18.6523	2.000	633	0.000

资料来源：笔者整理。

十、有调节的中介效应补充分析

本书设计的模型有两个调节变量，因此本部分将探索检验被调节的中介模型是否成立。本部分利用 PROCESS 3.4 中的 Model 7 和 Model 9 完成，Bootstrap 依旧采用 5000 次重复取样，构造 95% 偏差校正的置信区间。

（一）调节变量仅为 AI 技术培训的中介效应补充分析

本部分检验调节变量仅为 AI 技术培训取不同数值时，人-机协作通过自我效能感分别对员工 AI 焦虑、AI 技术学习焦虑、工作替代焦虑、AI 配置担忧、社会技术盲症的影响作用。具体结果如附录 A 中附表 A-2 右边部分所示。数据结果表明置信区间均包含 0，作用不显著。因此，当仅有 AI 技术培训为调节变量时，不存在有调节的中介效应。

（二）调节变量仅为不确定性规避的中介效应补充分析

本部分检验调节变量仅为不确定性规避取不同数值时，人—机协作通过自我效能感分别对员工 AI 焦虑、AI 技术学习焦虑、工作替代焦虑、AI 配置担忧、社会技术盲症的影响作用。具体结果如附录 A 中附表 A-1 所示，从表左边部分显示的结果可以看出，当不确定性规避取不同值时，条件间接效应都是显著的，说明无论调节变量（不确定性规避）取值高低，人—机协作通过自我效能感对结果变量（员工 AI 焦虑、AI 技术学习焦虑、工作替代焦虑、AI 配置担忧、社会技术盲症）的间接效应均是显著的。在这种情况下，仅仅依靠条件间接效应的分析不足以判断是否存在有调节的中介效应。因此，PROCESS 在结果中提供了 INDEX OF MODERATED MEDIATION，如附录 A 中附表 A-1 右边部分所示。结果不显著，当仅有不确定性规避为调节变量时，不存在有调节的中介效应。

（三）双调节变量的中介效应补充作用

本部分在检验调节变量为不确定性规避和 AI 技术培训共同作用时，分别取不同数值，观察自我效能感分别对员工 AI 焦虑、AI 技术学习焦虑、工作替代焦虑、AI 配置担忧、社会技术盲症的影响作用。具体结果如附录 A 中附表 A-3 右边部分所示。数据结果表明置信区间均包含 0，作用不显著。因此，当不确定性规避和 AI 技术培训为调节变量时，不存在有调节的中介效应。

十一、假设验证结果

本书共提出假设 13 个，其中，获得支持的有 11 个，没有获得支持的有 2 个。本书假设检验的具体结果如表 4-19 所示。

表 4-19　假设验证结果

假设	假设内容	验证情况
H1	人-机协作正向影响员工 AI 焦虑	支持
H1a	人-机协作正向影响员工 AI 技术学习焦虑	支持
H1b	人-机协作正向影响员工工作替代焦虑	支持
H1c	人-机协作正向影响员工 AI 配置担忧	支持
H1d	人-机协作正向影响员工社会技术盲症	支持
H2	不确定性规避在人-机协作影响员工 AI 焦虑的过程中起到调节作用	支持
H3	AI 技术培训在人-机协作影响员工 AI 焦虑的过程中起到调节作用	不支持
H4	当不确定性规避和 AI 技术培训同为调节变量时，两者在人-机协作影响员工 AI 焦虑的过程中起到调节作用	不支持
H5	在人-机协作影响员工 AI 焦虑的过程中，自我效能感起到中介作用	支持
H5a	在人-机协作影响员工 AI 技术学习焦虑的过程中，自我效能感起到中介作用	支持
H5b	在人-机协作影响员工工作替代焦虑的过程中，自我效能感起到中介作用	支持
H5c	在人-机协作影响员工 AI 配置担忧的过程中，自我效能感起到中介作用	支持
H5d	在人-机协作影响员工社会技术盲症的过程中，自我效能感起到中介作用	支持

资料来源：笔者整理。

第五章　教育场景下人-机协作影响员工 AI 焦虑的定性研究

研究一采用定量的方法来研究人-机协作影响员工 AI 焦虑的作用关系，通过发放问卷调查来获取问卷的数据，通过剔除缺失值、无效值和异常值等方式对数据进行预处理，数据预处理之后采用 SPSS 软件对数据进行统计分析，根据数据的结果对研究假设进行验证，从而精准地检验了研究问题中人-机协作、不确定性规避、AI 技术培训、自我效能感和员工 AI 焦虑之间的相互关系。虽然定量研究的结果的可信度和说服力比较高，但因为所设题项存在不能完全表达变量包含所有构念的可能，同时样本收集的过程中也可能存在误差，为了更好地将人-机协作影响员工 AI 焦虑的问题研究得更加透彻，对人-机协作的不同场景进行进一步探索，现对教育场景下人-机协作影响员工 AI 焦虑的情况进行定性研究。

ChatGPT 的使用可以产生改善教育教学和提高学习能力的积极影响（史蒂芬·沃森等，2023）。它可以为学生的学业论文、日常的作业提供支持，既可以促进个性化的学习，又可以辅助教师的教育教学，实时生成教学反馈与评价，为教学的创新提供支持（Alafnan et al.，2023）。以 ChatGPT 为代表的新一轮 AI 技术的出现给各行各业带来了不少机遇，尤其是教育行业，但同时也带来了不少挑战。有学者认为 ChatGPT 的应用给教育带来了挑战，技术的运用不仅会使学生深度学习受到阻碍，还会影响学习者的主体性建构（张敬威，2023）。ChatGPT 能根据教师的提问或需求，提供有针对性的解答、范例和解决方案，帮助教师解决教学中的问题和困惑（陈恩情和张继雅，2023）。同时，ChatGPT 作为新技术带来的变化和不确定性都是巨大且潜在的（段佳宇等，2023）。作为教育工作者在使用 AI 技术去完成教育、教学任务的过程中也将面临诸多不确定性。在面临较多不确定性时，教育工作者个体是否出现 AI 焦虑情绪或者 AI 焦虑情绪是否增大呢？有学者开始担忧 ChatGPT 技术的使用会取代教育者的岗位，这种担心与恐惧会引发教育者的焦虑情绪（令小雄等，2023）。在教育场景下，人-机协作对教育工作者个体的 AI 焦虑情绪是否产生影响是本章重点要探讨的问题。

一、研究设计

本部分主要是对教育场景下人-机协作对员工 AI 焦虑情绪的影响的具体问题进行研究设计，主要采用质性研究中常用的扎根理论和叙事分析来开展研究，通过半结构化深度访谈法、关键事件访谈法来深入了解人-机协作对员工 AI 焦虑情绪的影响作用，同时获取一手资料。对资料进行整理后，使用 Nvivo12.0 来辅助编码工作，并对编码结果进行系统分析。

（一）研究方法

扎根理论（Grounded Theory）强调从数据中进行归纳性分析，遵循开放性编码—主轴性编码—选择性编码的递进思路，从质性资料中获取并发展概念和类属（陈丽君和金铭，2021）。该理论运用系统化的方法和程序，聚焦分析特定现象并归纳出概念，通过概念及其相互关联来构建理论框架（胡颖廉，2023）。

（二）数据收集

本书对于访谈的时间、地点的要求不高，研究对象是在工作中使用过 AI 技术的个体，因此访谈过程需要互动和交流，同时需要一定的灵活性。本书不设定统一的问卷，也不遵循严格的提问顺序，访谈前准备访谈的大纲和比较开放性的主题，研究的问题体现在采访过程中。

本次访谈设计的主要问题集中在以下三个方面：第一，人-机协作的具体现状是什么样的；第二，对人-机协作的认识和体会有哪些；第三，人-机协作时个体的心态是什么样的。

设计访谈的具体问题有以下八个：①人-机协作的现状水平是什么样的（智能化的程度）？②人-机协作中出现的困扰问题主要是什么？③您对人-机协作的现状和未来发展趋势持什么态度？④您在进行人-机协作时，心态如何？⑤你对人-机协作会不会觉得焦虑？与 AI 机器一起工作时是否会感到焦虑？AI 技术学习的焦虑？工作替代的焦虑？AI 配置担忧？社会技术盲症？⑥您在日常生活中对模糊的事物能否容忍？容忍的程度有多高（举例子）？如果人-机协作结果达不到您的要求时，您是否能容忍？⑦当人-机协作过程中碰到不确定性的问题时，您是否感到紧张？⑧您所在的单位如何组织 AI 技术培训？

本次访谈对象为在工作中使用过 AI 技术的个体，访谈对象的来源有研究者的朋友、同学和熟人等。本书采用多次访谈的方式，每次访谈的时间在 30 分钟左右，访谈对象的年龄在 25～50 岁，访谈采用面对面或者线上聊天的方式。

访谈时间为 2023 年 8～9 月，在正式访谈的过程中，研究者就研究的问题同步进行访谈和对访谈的内容进行编码，每次访谈结束后马上对文本内容进行整理和编码，为下一次的访谈做好准备。每次访谈的时间为 20～60 分钟，访谈时间共计 377 分钟。在访谈到第 8 位受访者时，所得信息趋于稳定，随后又继续访谈了 3 位受访者，相关发现趋同，因此认为访谈所得内容已达到理论饱和，共获得 11 位访谈者的信息。受访者的基本信息如表 5-1 所示。

表 5-1　受访者的基本信息

编号	姓氏	性别	年龄（岁）	所属行业	从业地区	从业年限（年）	访谈时长（分钟）	对应文字（万字）
S1	Lu	男	31	教育	广州	3	60	1.26
S2	Ye	男	42	教育	广州	19	30	0.62
S3	Liang	女	38	教育	广西	12	20	0.42
S4	Liu	女	45	教育	广西	19	10	0.23
S5	Xu	女	44	教育	青海	19	60	1.55
S6	Guo	女	41	外企	北京	15	20	0.45
S7	Xie	男	46	私企	福建	20	40	0.75
S8	He	女	41	国企	广州	16	40	0.78
S9	Zhu	男	27	国企	南京	4	56	1.38
S10	Rui	男	31	私企	河南	6	21	0.47
S11	Wang	男	26	教育	吉林	2	20	0.37

资料来源：笔者整理。

（三）数据整理

通过访谈获取一手资料后对其进行整理，得到初始文本约 8.3 万字，然后参照扎根理论的步骤对访谈资料进行开放性编码、主轴性编码及选择性编码，对相关的概念和范畴进行归纳，在此基础上构建理论模型，并通过三角验证的方式对相关的概念和范畴进行验证，最终达到理论饱和。

二、人-机协作下员工 AI 焦虑的影响作用扎根研究

（一）开放性编码

开放性编码是对访谈者讲述的原始语句进行整理，通过分类和比较分析，进行编码，产生概念，并将概念抽象化的过程。本书运用 Nvivo12.0 对数据进行编码，得到 33 个对应范畴，如"发展迅速""使用常态化""结果不够专业"等（见表 5-2）。

表 5-2　原始语句与对应范畴

对应范畴	原始语句（部分）
发展迅速	S1：ChatGPT 4 比 ChatGPT 3 效果明显更好…… S7：……人类现在完全有能力让 AI 变得越来越智能……只要这个算力跟上去，计算的速度跟上去，这个 AI 会非常的智能……AI 会越来越接近人的思维 S10：……这个人工智能技术在爆发……出来的人工智能技术相关的东西有很多…… S5：……所以日常的一些问答或是日常问题的解决，ChatGPT 和百度文心都挺不错的……任何一个再智能化再先进的工具应该对于我们的生活、工作起到积极的辅助作用……好的、先进的东西对人类的生产、生活是有帮助的。它是大势所趋……人工智能技术应用成常态是迟早的问题……有时候更多的是惊喜……它的回答确实可以给我起到一个引导作用……我感觉 ChatGPT 要强大很多……做数据分析这一块，ChatGPT 的功能还是挺强大的，关键就是要给它一些数据和选择适合的模型……

对应范畴	原始语句（部分）
使用常态化	S9：……未来最主要的发展趋势应该是多模态……可能只需要跟 ChatGPT 沟通、交流，然后说出自己的需求，它会直接给出图片……把 ChatGPT 4 淘汰，所有人用 ChatGPT 5……不太现实……反正将来的发展方向，除非有革命性的突破，不然这个硬件设施很难发展……可能会进入瓶颈期 S7：AI 智能不会无限地智能下去……使用 AI 的目的就是减少成本 S2：……ChatGPT 使得我们的表达更有依据、更有说服力
结果不够专业	S5：……它本身吸收的专业知识还不多，所以要求它来帮你解答这些专业性的知识，那肯定解答不了。……比如，用户想解决专业领域当中的一些问题，想借助 AI 来快速地解决这些问题，那肯定是解决不了的……里面的内容逻辑性不强。第二个就是提供的数据不准……特别是涉及专业术语的时候，它的专业知识不够，所以它的表达也不准确……用到一些数据的时候，数据的准确性也有问题…… S8：……AI 平台因为还不是特别的成熟，我们也在不断地完善，那有可能会出现各种 Bug，就要去解决 Bug 问题…… S9：有时候 ChatGPT 给出的答案会误导我们……问自己领域内的东西，我能一眼就判断出它说的话是有歧义的还是有认知上的偏差，还是说它站的角度就不对……ChatGPT 的模型要跟我们的行业结合起来有点难度……
结果不准确	S5：……语言的逻辑性不够强，特别是一些专业性的术语、词汇……我觉得它的表达不够准确 S9：有时候 ChatGPT 给出的答案会误导我们……它虽然给了数据，但是那个数据是不准确的…… S10：……有些信息会存在编造的情况，尤其是作为学术辅助，你要去核实它，对它提供的结果进行核实……
AI 技术的局限性	S1：不会用 ChatGPT 来写要发表的文章…… S9：……所以说它也是经过筛选的，不是说所有的对话都会放进去。它要保持这个模型的纯洁，它比较在意这个方面……
提高工作效率	S8：……AI 平台会帮忙评估一下，这个设备可能出的问题或者说现在运营有没有问题，各项的指标怎么样。……除了设计阶段，现在运营阶段也都是希望通过这种 AI 平台知道这个项目的运营状况……通过人工智能去判断……很多东西是使用 AI 技术来实现的，也是想着提高设计的效率……我们利用 AI 平台自动生成材料……现在基本上通过一键导出的功能就可以保证材料的准确……还是坚定地想要往这个三维的方向发展…… S3：……找智能机器人走秀，可能就不存在高成本的演出费用问题……你用它来走秀，可以给观众一种新鲜的、新奇的体验…… S10：……使用人工智能技术可以大大地把我们从烦琐的工作中解放出来…… S9：……ChatGPT 在做重复性的工作上面很厉害……往下深挖的能力还是很强的…… S4：……它还是比较有优势的……它给的答案还是有一定帮助的…… S1：除了用 ChatGPT 来备课，还可以用它来做软件开发、写代码……

续表

对应范畴	原始语句（部分）
具有自我学习的能力	S9：……我们在这边聊天，它那边会有人工数据筛选、数据清洗，它会交给那些公司，把一些有用的信息、高质量的对话提取出来，然后放到下一次的对话训练中…… S2：……当你纠正它的时候，它可以很好地识别到这些问题，然后帮你提供一个比较正确的回复……它能够承认自己的错误并在下一次提供答案的时候纠错……
可以连续做重复性工作	S4：……能够对我的思维做一些补充…… S2：……它可以使我们的工作做得更好、让我们的工作更有效率……可以节省很多社会资源……ChatGPT 的出现让我们能够更加游刃有余地处理各类工作……它结合我们的需求，能够提供一些有用的帮助……
使用方便	S10：……它给的结果确实让我挺惊讶的，然后用起来越来越顺手…… S3：……除了操作简单以外……效果总体而言还行……但它可能会给我一个思路……它可以拓展你的视野……我很多时候马上就有一些思路了
功能强大	S7：AI 的知识库非常强大……它就像一个知识库……现在 AI 技术的发展水平已经非常高了……AI 工具越来越接近人的思维…… S5：……智能问答功能、翻译功能、代码编写功能、数据分析功能……都会非常快速地围绕你的问题给出一些答案……它会快速地给出一些分析结果，而且还会给出一些建议……这个满意度还是比较高的……它有常规的模型…… S4：……可以为我们做更多的事情 S1：……ChatGPT 会给出课程的大纲供我们参考……
重要信息被泄露	S8：……我会担心个人的敏感信息被泄露出去……一些安全信息会被泄露出去…… S10：个人敏感信息泄露出去确实存在……个人的隐私问题，我相信使用的人多多少少都会有一点担心…… S11：使用人工智能技术导致个人敏感信息泄露出去很常见……
危及国家安全	S8：特别是这种大型的基础设施项目……那也就相当于实景给人家了，整个项目的状况都泄露出去了……它的坐标点或者什么全都知道，都可以精准到点了……都会有这方面的担忧……国家得考虑这个问题……国家的一些机密被其他国家窃取，这确实是比较可怕的…… S5：……对国家安全来讲的话是很不好的……有可能实施精准的打击……我们的一些安全信息会被泄露出去……这种保密性几乎为零，我觉得真的是比较可怕的，特别是一些涉密的东西……假如利用这个商业数据来打击某个国家是挺可怕的……
想法被窃取	S7：……直接用创新的思维跟 ChatGPT 交流的话，它可能会把你表达的所有东西存到它的数据库里去……特别是一些公司里，有可能涉及一些商业机密……理论上，我们的想法、思路很新颖的话，如果我们用 ChatGPT 去查询，它很有可能会盗取我们的新想法或者新的设计思想…… S5：……通过提问的方式，我们的一些新想法已经给到这个 AI 模型当中了……那它就会把我们的想法给传播出去……

续表

对应范畴	原始语句（部分）
工作被替代	S3：……对任何一个普通人来说，有些工作可能会被 ChatGPT 替代。有些工作岗位完全被它取代了……因此 AI 技术的出现和发展必定会引发一些人的职业危机感……它构成的威胁肯定是存在的…… S1：ChatGPT 那么好用，现在外面的编程培训机构受到冲击，报课的人都少了很多…… S10：……它可能会代替大部分的重复工作和知识型的工作……
对 AI 技术的依赖	S8：……对国外 AI 软件的依赖性会比较强……对国外的 AI 软件依赖性比较大，这是很不好的事情……这种依赖是很可怕的…… S5：……我建议就把它当成一个辅助性的东西、工具，不要太过于依赖它……我女儿知道有这个东西就一直依赖智能应用，她不去自我思考了怎么办？……不然的话你的很多好的想法反倒会受到这些工具的影响……多少会有点小紧张、小疑虑……
对技术学习的担忧	S8：……由二维技术到三维技术的过程中，会有学习新技术的一些压力…… S11：人工智能技术迭代更新的节奏很快，确确实实会担忧自己跟不上技术的更新节奏……确实会有技术学习上的担忧……不仅我一个人会担忧，可能我们整个人类都会有这样的担忧……
拓展应用较难	S9：……其实 AI 技术学习焦虑的最大问题在于东西的拓展应用……比如，ChatGPT 可以跟什么东西结合起来用。这件事儿是蛮难的……想要把那些应用软件结合起来用好，是有点难度的……
不惧设计思想被泄露	S3：我不会担心用机器人走秀会把我的核心设计给泄露出去…… S10：……它绝对碾压普通人，所以我们根本就不用担心它把你的一些新的 Idea 给偷走
提升工作效率	S1：……我只关心目前我的工作效率提升了……会有 ChatGPT 5 的，出来后我会用 S3：ChatGPT 是人工智能技术未来的发展趋势 S4：我对这个 ChatGPT 的现状和未来的发展趋势是比较乐观的……我在使用 ChatGPT 的时候充满了期待，希望它能给我一些不一样的东西，以及拓展我原来在这个问题上的一些认知…… S10：它未来的发展趋势我应该是持乐观态度。因为它会代替很多枯燥的工作，它会把人慢慢地从很多枯燥的工作里面解脱出来……
使用 AI 技术的心态	S2：……真的是普通心态，不会有什么焦虑之类的情绪……仅仅是把它当助手……使用 ChatGPT 不会有压力，而是更让我们觉得有成就感…… S9：……应该不存在学习焦虑的问题……ChatGPT 本身没什么难度……只要掌握对话的技巧就可以了……

续表

对应范畴	原始语句（部分）
允许出现异常	S10：……我觉得这个可以容忍，是很正常的事情……它毕竟是一个工具，出现瑕疵是完全可以接受的……我觉得那些都是小问题，它会越来越好用的…… S7：……我就没办法了，我放弃了……能辅助多少就辅助多少……接受现实……只有它对我的工作学习帮助很大的时候，我才会经常使用这种 AI 工具……它给出来的结果并不精准，我是可以容忍的……因为它可能属于复杂性的问题……它的可能性会有很多种……
更换人机互动方式	S6：……我会一直做各种尝试，换各种方式来问它…… S3：……那我就换个方法问……有些工具行不通了，我可以换一个……不一定一条路干到黑……像这种情况，就不理它……发现它乱编，那我就不用…… S4：……我可能会换一个方式或者用别的方法去找答案，不一定继续使用它…… S1：我会重新换种角度提问，或者自己修改……关键时候自己上……关关难过关关过……
无法完全代替人类	S1：我觉得不是工具令人失业，而是会用工具的人令不会用工具的人失业 S5：……我感觉好的、先进的东西对人类的生产、生活是有帮助的。它是大势所趋，不可能说我们开发的这些东西目前有一些瑕疵，或是让我们觉得有点害怕就不去用它，这是迟早的问题。……工作效率确实大大提高了……其实它也是有局限性的……它还没到那种完全替代人类的阶段。……这些智能的产品也需要不断学习、完善，不可能说出现这个东西就完全可以替代人……
正确对待 AI 技术	S11：……人工智能为我们提供更加方便的生活…… S5：……我可能会看到它的优点，因为它帮我快速地生成了一个不错的文档模板……有些东西我认为是最核心的，还没办法做到。但它已经可以做好一些基础的工作……我觉得它已经帮我不少了，我已经比较满意了……我觉得它的逻辑性不是很强的时候，那我就直接不要了……它给的那些模板，看多了就会限制你的思维……甚至一开始时我是有想法的，但是我带着想法去问这些问题的时候，它给我提供了那些答案以后，我就开始质疑我的想法，不知道该怎么去做。这个时候觉得 AI 应用有点添乱的感觉……
合理使用 AI 技术	S7：……结果还是要自己去判断的，它更多的是辅助工具……但是它的准确度还有待提高…… S5：……专业领域的问题还是要 AI 应用不断地吸收各个专业的知识……也需要不断地学习、完善……可能更多的是要创新……首先要让这些智能产品知道你的问题是什么……我更多的是看到它的优点……在它完成的基础之上，我再把核心的数据放进去……就把它当成一个辅助性的东西，不要太过于依赖它……人类还是要有自己的想法，不能被机器带着走…… S2：……完全依赖它，而没有自己的辨识的话，可能会导致比较严重的后果……还是要有一定的专业基础知识，在此基础上去提升……

对应范畴	原始语句（部分）
正确使用 AI 技术	S2：……我们要有一定的甄别能力去判断它提供的结果……主要是能够把我们要表达的意思说明白，它能够把自己的观点和思路都融入进去……工具不重要，重要的是怎么用工具…… S6：……使用 ChatGPT 可以帮我们把这一部分的欠缺补齐……给出一个内容框架，然后再去完善就可以了……尽量让它按照我们的意思和想法给出结果，而不是按照它自己的方式。引导它按照我们的需求给出结果…… S1：要逐步问它，问得越详细，出来的效果越好…… S9：……要花时间和精力反反复复地让它自我对抗，才能往下深挖……
对人类要求更高	S5：……需要不断地学习、完善……首先要让这些智能产品知道你的问题是什么……基于问题来建立模型……人类还是要有自己的想法，不能被机器带着走……心里一定要想着，这些 AI 应用都是一些辅助性的工具…… S9：……我觉得它会让人的思维变得平均化……最后大家都成了 ChatGPT 的专家……大家都在一个水平线上……
需要人工审核	S8：我们有评审的机制去校对 AI 平台设计出来的东西……我们的评审机制基本上能避免这种不准确的事件发生…… S9：……用 ChatGPT 就得好好审查……这是一个审查的问题……其实对它提供的这个结果还是要加一个审查机制的。审查很重要…… S10：……如果做一些比较专业的东西，必须要人工审核……
AI 技术学习的途径	S6：……ChatGPT 的使用都是靠自学。我希望公司能组织使用 AI 技术平台的相关培训……我认为相关的培训在未来是有必要的…… S8：希望多点培训……一般是线下封闭式培训……培训一般集中在几天…… S10：……单位用到这些东西的话，肯定会组织培训的……但是未来我觉得应该会朝这个方向发展……我希望有针对性地对高校老师进行相关的培训。首先肯定是有针对性的更好，然后形式的话，线上线下都可以，这个都能接受…… S9：……我们经常会在 B 站、QQ 群、论坛上向别人问遇到的技术问题…… S7：……更多的就是通过网络去获取相关的知识，如百度、Google……我希望有相关的培训。但是这种培训可能要专业一点……现在 ChatGPT 能结合我的行业，就特定的某个领域进行一些实用的培训……我要怎么样问才可以得到最优的答案，这是我希望培训的东西……
学习 AI 技术的体会	S4：使用 ChatGPT 没有进行相关的培训，都是自己玩的…… S1：所在单位有组织进行 ChatGPT 使用的相关培训，如讲座、学术会议、学习培训…… S5：……单位呼吁成立一个专门针对 ChatGPT 的应用研究团队……我就在线学习了一下……主要是注册账号这一块，我慢慢摸索…… S2：……有两三个老师已经参加了相关的培训……包括一些网上的学习培训……一是参加培训，二是自己交流和动手实践，三是对计划的内容进行实践……碰到什么问题就及时去学……现学现用，碰到什么问题，就解决什么问题……

续表

对应范畴	原始语句（部分）
对青少年使用 AI 技术的引导	S7：……要有创新精神，不要把注意力放在记一些已经有的知识上……不要守着旧的知识，要不断地更新自己的知识体系，要与时俱进，要有创新精神…… S2：……我反对年龄比较小的学生使用它，因为他们的判断力还比较弱，有必要加强这方面的引导……
要求人类创新	S11：……在每一个领域 ChatGPT 都是在原有的基础上进行一定的创新……在某一个方向进行一些创新…… S7……要有一些创新的东西，要让这个 AI 赶不上你……要比 AI 更进步，就要有创新，创新就代表新的东西……对 AI 来说，它暂时无法理解新的东西…… S5：……不要太依赖它，不然你的很多好的想法会受到这些工具的影响，受它限制……人类还是要有自己的想法，不能被机器带着走……
坚持学习	S5：……用这些工具的时候，你就把它当成一个辅助性的工具，不要太依赖它……获取账号是比较麻烦的，我就在线学习了一下……我慢慢摸索…… S2：……当大家都熟悉这个工具的时候，对它的使用只会越来越频繁，但不会因为它产生比较大的担忧……长期接触跟非长期接触可能是不一样的，包括媒体的反馈，其实都是过度焦虑导致的……这就意味着当人工智能越来越多地融入生活、工作的时候，用户的这些焦虑就会消失，反倒会把人工智能当作一个好的助手…… S1：我认为我能学会使用新版本的 ChatGPT，因为我之前一直在用，新版本的 ChatGPT 的功能更加强大，我想把它学会…… S7：……你觉得自己又适应了技术发展的节奏，又重新融入了社会，能跟得上技术进步的节奏……

资料来源：笔者整理。

（二）主轴性编码

主轴性编码是在开放性编码的基础上分析不同范畴在层次概念上的关联性，从而得到九个对应范畴的相互关系，分别是 AI 技术的兴起、AI 技术现存问题、AI 技术的优势、信息安全问题的担忧、AI 技术使用的担忧、对 AI 技术持积极态度、AI 技术带来的新挑战、AI 技术培训的实施、消除对 AI 技术担忧的做法。在此基础上经过抽象分析，得到四个主范畴概念，分别为 AI 技术的普及、个体对 AI 技术的认知、个体对 AI 技术的情绪、个体对 AI 技术的行动。主轴性编码分析结果如表 5-3 所示。

表 5-3 主轴性编码分析结果

主轴编码提取范畴		对应范畴	关系内涵
主范畴	次范畴		
AI 技术的普及	AI 技术的兴起	发展迅速	AI 技术使用者对 AI 技术的发展状况都有自己的认知和感悟
		使用常态化	AI 技术使用者根据自己对 AI 技术的认识对 AI 技术未来的发展状况做出不同的预测
个体对 AI 技术的认知	AI 技术现存问题	结果不够专业	由于 AI 技术的成熟度尚待提升，对于某一领域非常专业的问题，它给出的结果是不够专业的
		结果不准确	使用者普遍认为，AI 技术目前提供的结果的准确度有待提高
		AI 技术规则限制	AI 技术的使用者使用 AI 技术后发现一些 AI 技术使用的规则
	AI 技术的优势	提高工作效率	AI 技术可以为人类的工作提供便利
		具有自我学习的能力	AI 技术具有自我学习的能力
		可以连续做重复性工作	AI 技术可以给人类提供不少便利和帮助
		使用方便	AI 技术操作简单，使用方便
		功能强大	AI 技术展现出强大的功能
个体对 AI 技术的情绪	信息安全问题的担忧	重要信息被泄露	AI 技术使用者担忧 AI 技术泄露重要信息
		危及国家安全	AI 技术的使用者担忧 AI 技术危害国家安全
		想法被窃取	AI 技术使用者担忧自己的设计思想或者新的想法被窃取
	AI 技术使用的担忧	工作被代替	AI 技术的使用者认定不少工作将被 AI 代替
		对 AI 技术的依赖	AI 技术使用者表现出对 AI 技术依赖的担忧
		对技术学习的担忧	个体会根据自己的经验和经历表达对 AI 技术使用方面的担忧
		拓展应用较难	
	对 AI 技术持积极态度	不惧设计思想被泄露	不担心 AI 技术会泄露自己的设计思想
		提升工作效率	对 AI 技术的使用和发展持积极乐观的态度
		使用 AI 技术的心态	AI 技术使用者对 AI 技术的使用不存在焦虑
		允许出现异常	AI 技术使用者遭遇 AI 技术提供结果异常时的反应和感受
		更换人机互动方式	AI 技术使用者遭遇 AI 技术提供结果异常时采取的措施
		无法完全代替人类	认为 AI 技术不会完全代替人类的理由
		正确对待 AI 技术	目前人机相处模式的认知

续表

主轴编码提取范畴		对应范畴	关系内涵
主范畴	次范畴		
个体对 AI 技术 的行动	AI 技术 带来的 新挑战	合理使用 AI 技术	对合理使用 AI 技术和技巧的认识
		正确使用 AI 技术	AI 技术的使用和发展给人类带来的新挑战
		对人类要求更高	
		需要人工审核	
	AI 技术培 训的实施	AI 技术学习的途径	AI 技术使用者学习 AI 技术的一般途径
		学习 AI 技术的体会	AI 技术使用者对 AI 技术学习的体会
	消除对 AI 技术 担忧的 做法	对青少年使用 AI 技术的引导	引导青少年正确使用 AI 技术
		要求人类创新	人类该如何应对 AI 技术发展带来的挑战
		坚持学习	如何消除 AI 技术担忧

资料来源：笔者整理。

（三）选择性编码

个体普遍认识到 AI 技术发展迅速，使用越来越普及，未来的发展会越来越快。通过选择性编码，将对应范畴"发展迅速""使用常态化"归纳为次范畴"AI 技术的兴起"，主范畴为"AI 技术的普及"，并将其归纳为影响个体认知和行为的"外界环境"。外界环境构念如图 5-1 所示。

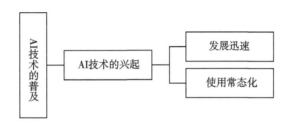

图 5-1　外界环境构念

资料来源：笔者整理。

个体在使用 AI 技术的过程中，会发现 AI 技术提供的结果不够专业和准确，因为技术发展相关原因，目前存在着一定的局限性。虽然 AI 技术目前还有些核心问题尚待解决，但它的出现和发展可以使个体提高工作效率，而且它具有一定的自我学习能力，可以连续做重复性的工作而没有任何情绪，使用方便且功能强大。通过选择性编码，将对应范畴"结果不够专业""结果不准确""AI 技术规则限制"归纳为"AI 技术现存问题"；对应范畴"提高工作效率""具有自我学习的能力""可以连续做重复性工作""使用方便""功能强大"归纳为"AI 技术的优势"；次范畴"AI 技术现存问题"和"AI 技术的优势"归纳为主范畴"个体对 AI 技术的认知"。个体对 AI 技术的认知框架如图 5-2 所示。

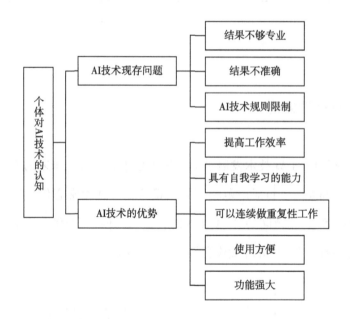

图 5-2 个体对 AI 技术的认知框架

资料来源：笔者整理。

个体对 AI 技术的态度各有不同，通过选择性编码，将对应范畴"重要信息被泄露、危及国家安全、想法被窃取"归纳为"信息安全问题的担忧"；将"工作被代替、对 AI 技术的依赖、对技术学习的担忧、拓展应用较难"归纳为"AI 技术使用的担忧";将"不惧设计思想被泄露、提升工作效率、使用 AI 技术的心态、允许出现异常、更换人机互动方式、无法完全代替人类、正确对待 AI 技术"归纳为"对 AI 技术持积极态度"。次范畴"信息安全问题的担忧、AI 技术使用的担忧、对 AI 技术持积极态度"归纳为主范畴"个体对 AI 技术的情绪"。个体情绪表现框架如图 5-3 所示。

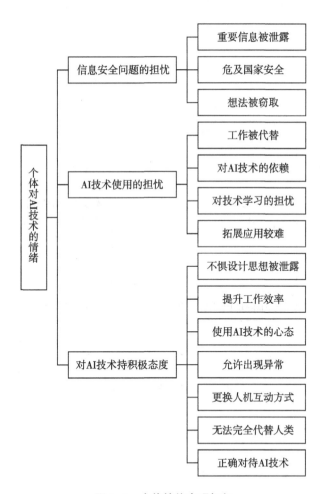

图 5-3　个体情绪表现框架

资料来源：笔者整理。

个体在对 AI 技术感知的基础上必会做出对应的行为反应，通过选择性编码，将对应范畴"合理使用 AI 技术、正确使用 AI 技术、对人类要求更高、需要人工审核"归纳为"AI 技术带来的新挑战"；将对应范畴"AI 技术学习的途径、学习 AI 技术的体会"归纳为"AI 技术培训的实施"；将"对青少年使用 AI 技术的引导、要求人类创新、坚持学习"归纳为"消除对 AI 技术担忧的做法"。次范畴"AI 技术带来的新挑战、AI 技术培训的实施、消除对 AI 技术担忧的做法"归纳为主范畴"个体对 AI 技术的行动"。个体行为反应框架如图 5-4 所示。

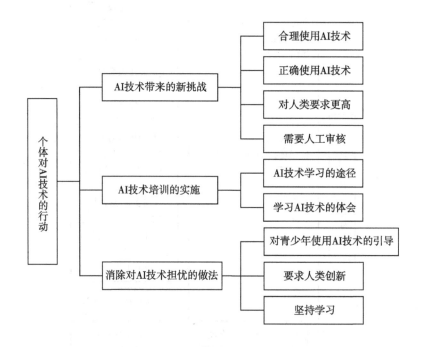

图 5-4　个体行为反应框架

资料来源：笔者整理。

AI 技术的普及是一个趋势，也是个体所处的重要外界环境因素之一，个体在人-机协作过程中的情绪既受个体对 AI 技术认知的影响，又受个体对 AI 技术的行动的影响。人-机协作对员工 AI 焦虑的影响作用模型如图 5-5 所示。

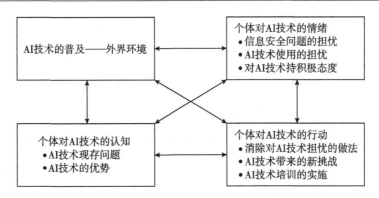

图 5-5 人-机协作对员工 AI 焦虑的影响作用模型

资料来源：笔者整理。

三、人-机协作下员工 AI 焦虑的影响作用分析

人-机协作下员工 AI 焦虑的影响作用分析主要从 AI 技术的影响作用、个体对 AI 技术的认知、个体对 AI 技术的情绪及个体对 AI 技术的行动来阐述。根据情绪认知评价理论，AI 技术的发展作为个体生存和发展的重要外界环境影响个体对其的认知，个体对 AI 技术的认知影响个体对 AI 技术的情绪，个体对 AI 技术的情绪又影响个体对 AI 技术的行动。同时，AI 技术、个体对 AI 技术的认知、个体对 AI 技术的情绪、个体对 AI 技术的行动两两互相影响。

（一）AI 技术的影响作用

回顾人类历史上的几次技术革命，从早期的石器、金属器具、机械设备、电气设备到近几十年的计算机、互联网和智能手机，每一个阶段所发明的工具都对人类生活产生了深远影响（桑基韬和于剑，2023），因此 AI 技术对人类社会的影响是方方面面的。S2 表述，现在越来越多的人开始使用人工智能技术，特别是国外的高校，虽然一开始是禁用 ChatGPT 的，但现在是引导使用。S6 说："我早在 ChatGPT 推出时就要求我的组员都用 ChatGPT 来辅助工作，因为市场部要做相关的设计工作。我的团队有五个人，五个人在处理工作的时候都使用 ChatGPT。他们不是所有的工作都用 ChatGPT，而是相关的工作会用 ChatGPT 来辅助。比如，我让他写一个专题，在做海报的过程中，会用到 ChatGPT 和 MidJourney。未来继续使用 ChatGPT 的频率会非常高。"S5 表示，人工智能技术应用成常态是迟早的事情。S8 表示，AI 平台更新的速度应该会越来越快。

作为新一代 AI 技术的代表，ChatGPT 依靠庞大的数据集、强大的计算能力和先进的算法构建了大规模模型，从而重新定义了人类存在和生活的时空领域（赵迎华和高天书，2023）。在互联网时代，ChatGPT 跨越了现实世界中的时空和种族界限，同时有利于缩小各类数字鸿沟，促进多元价值观念的传播。由于其显著的数字特征，ChatGPT 将进一步加速数字文化的形成和普及，成为人类文明新形态的重要方式（王东和张振，2020）。因此，AI 技术的发展使得人—机协作逐渐成为个体的生活常态。

（二）个体对 AI 技术的认知

虽然 AI 技术发展迅速，但每个个体对 AI 技术的认知都是不一样的。以 ChatGPT 为代表的新一代 AI 技术自推出后深受全球用户的欢迎，但在使用过程中也发现不少问题，如提供的结果不够专业和准确，提供的参考文献引用错误、数据有误等。S10 表示，现在 ChatGPT3.5 模型的精准度还是差了点儿，会存在编造信息的情况。S9 表示，ChatGPT 从网上拉取信息的时候，很多网络上的信息是没有逻辑的，它很有可能就仅仅是在输出无用信息或者是错误的信息。之前也有人考虑过这个问题，现在大家都在用 ChatGPT 去生成内容，然后把生成的内容放在微博上或者所有的聊天软件上。如果这些公司再从网络上抓取信息，很有可能拿的就是错误的信息，所以说将来的数据筛选工作会很困难。有研究发现目前ChatGPT 在处理某些复杂文本时，可能因为缺少分词、词性、句法等信息而无法正确理解具有歧义的问题（车万翔等，2023）。ChatGPT 生成的内容可能会出现符合语言逻辑，但不符合事实或不准确的情况，还会存在概念误用、知识盲区、捏造信息和违背事实等现象（王天民和郑丽丽，2023）。因此，使用 AI 技术得到的结果可能不是百分之百准确的。

因为技术的原因，AI 技术提供的结果虽然不是很完美，但它给人类社会提供了很大的便利。AI 技术可以提供丰富的文本模板，比如有学者指出 ChatGPT的出现提高了生成文本的质量，与传统的文本生成方法相比，基于 ChatGPT 的生成模型能够生成更加自然、连贯和富有创意的文本（Zhang et al. , 2023）。S3 表示，使用 ChatGPT 可以得到多视角的资料，可供参考。S5 表示，智能化、先进的工具应该对我们的生活、工作起到一个积极的辅助作用。S6 表示，在使用ChatGPT 的时候，它帮忙思考一些事情，可以提高效率。S7 表示，AI 技术不仅可以帮助我们节省时间，还可以帮助我们抓住重点。因此，AI 技术的使用可以大大提高工作效率。

综上所述，得出命题 1。

命题 1：AI 技术虽然目前存在一些问题尚待解决，但 AI 技术的使用能提高工作效率，为人类的生活和工作提供了不少便利。

AI 技术的使用可以拓展个体的视野，成为人类创新活动的助力。有学者认为鉴于现阶段生成式 AI 有限的创造力，知识组织领域的创新与可持续发展仍极大地依赖研究人员和专家的智慧，结合 ChatGPT 的涌现能力和思维链，可加速领域创新进程（曹茹烨和曹树金，2023）。有学者指出 AI 作为生产工具类技术，

ChatGPT 创新的真正内涵在于两个方面，代码生成和优化带来的生产工具供给的范式革命，人机对话模式和人类反馈强化学习带来的 AI 伦理治理的机制创新（张辉等，2023）。

AI 技术使用方便，知识库强大，而且还有强大的训练库，因此具有比较强的自我学习能力。除此之外，AI 技术还可以连续做重复性工作而不会有任何厌烦的情绪。S9 表示，ChatGPT 在做重复性的工作上很厉害，而且在处理一些比较烦琐的工作时，它不会有抗拒的成分在里面，也不会降低处理结果的质量。S7 表示，像 ChatGPT 这样的大数据、大模型训练出来的 AI 工具越来越接近人的思维，因为它不断地搜索大量的数据，然后不断地训练。S11 表示，人-机协作下 AI 机器帮我们承担了大量无序、有序的重复性比较高的工作。

（三）个体对 AI 技术的情绪

ChatGPT 中的隐私信息以数据化的形式存在，以至于人的思想行为转化成可供收集、拆解、追踪、分析、量化的数据（王天民和郑丽丽，2022），可能会导致个体再无隐私可言。在 AI 技术的使用过程中，人们明显感受到 ChatGPT 的应用已经对社会生活的诸多领域构成现实而紧迫的威胁，这些威胁包括但不限于网络和数据安全威胁、个人信息安全威胁、对教育评价体系的威胁、意识形态渗透的威胁等诸多方面（魏顺光，2023）。ChatGPT 类生成式人工智能技术嵌入数字政府有助于强化科学行政、提升工作效率、降低行政成本，同时也会带来就业排斥、知识产权、算法歧视、技术依赖和责任界定等风险（陈潭和刘璇，2023）。人工智能各方面的能力都比人类强，而且它们不怕劳累、不会生病，也不会被情绪影响，人工智能在很多领域可以代替人类（魏雪松，2023）。S7 表示，AI 正在潜移默化、逐步地代替很多人工的工作。S2 表示，AI 目前可以代替一些文案工作。S5 表示，担心自己的一些敏感信息被泄露出去。S7 表示，在学习 AI 技术的时候会有焦虑感，感觉自己有被代替的可能性。S9 表示，AI 技术学习焦虑的最大问题在于 AI 的拓展应用，与相关的行业结合起来使用比较难。因此，个体在使用 AI 技术的时候会担心重要信息被泄露、危及国家安全、想法被窃取、工作被代替、对 AI 技术的依赖担忧和对技术学习的担忧，同时也会感到 AI 技术的拓展应用较难。

综上所述，得出命题 2。

命题 2：个体在 AI 技术的使用过程中，普遍会担心重要信息被泄露、危及国家安全、想法被窃取、工作被代替，对 AI 技术的依赖表示担忧及对 AI 技术学习表示担忧，同时也会感到 AI 技术的拓展应用较难。

虽然个体在使用 AI 技术的时候表现出某些方面的担忧，但也有不少个体认为大家应该正确对待 AI 技术，端正使用 AI 技术的心态。从目前的技术发展来看，AI 技术仍然无法完全代替人类，可以提升工作效率，也不需要担心设计思想被泄露出去，同时使用 AI 技术的时候如果出现异常也是很正常的一件事情，建议更换人机互动的方式去探索。S11 表示，使用这些 AI 平台的过程当中，如果它给出的结果达不到我们的要求，就只能把参数调得更加细致一些，让它更加接近我们的要求，实在不行的话，就只能自己去完成那部分的内容。S10 表示，如果 AI 提供的结果达不到要求，更应该考虑的是自己的使用方法有问题，如提问的方式或内容。

（四）个体对 AI 技术的行动

个体应合理、正确使用 AI 技术，虽然 ChatGPT 在相当长的一段时间内并不会颠覆某个行业，但长远来看，可能会颠覆某些行业中不会使用 AI 的从业者（崔保国和邓小院，2023）。S1 表示，不是工具令人失业，而是会用工具的人令不会用工具的人失业。S2 认为，前提是个体也对 AI 技术比较了解，那就能够让它提供更好的帮助，而且能够识别错误。S5 表示，用这些工具的时候，就把它当成一个辅助性的东西、工具，不要太过于依赖它，不然你的很多好的想法会受到影响。S9 认为，如果用了 ChatGPT，那就一定要好好审查，提供的结果要加一个审查机制。S7 认为，克服焦虑就是要不断地学习，当自己跟得上技术进步的节奏，焦虑感就会慢慢消失。有学者指出在劳动过程中，劳动者与新一代人工智能应厘清各自的责任，发挥各自的优势，并在此基础上强化两者的职能分工，在双向互构、深入融合中共同协作，实现工作过程中的"人机联姻"（吕健和陆宣，2023）。AI 技术的发展对人类的判断能力、学习能力和创新能力等提出新的挑战。

综上所述，得出命题 3。

命题 3：AI 技术的发展对人类的判断能力、学习能力和创新能力等提出新的挑战。

ChatGPT 和文心一言等人工智能工具对于学术研究型知识生产来说还是辅助性的，人仍占据主导性地位（肖峰，2023）。各类人工智能算法技术的不断革新，既实现了流程升级、效果改善，又导致管理过程的更大不确定性与不稳定性，"算法时代"纯粹技术层面的问题管控使得领导者应更具专业素养（李俊华和赵会军，2021）。S11 认为，人类要找好自己的方向，在某一个方向进行一些创新，然后才能更好地结合 AI 进行一定的赋能。有学者指出技术发展到当下状态，已经不再是技术领域的问题，而是技术伦理、科学伦理、人类普遍伦理及各国法律的问题（胡键，2023）。S5 表示，担忧孩子用 AI 机器人会带来不好的问题。

除此之外，面对 AI 技术的迅猛发展，个体应通过各种途径学习 AI 技术的相关内容，尽可能提升自己使用 AI 技术的能力。

第六章　研究结论与讨论

本章根据第四章和第五章的内容来分析结果，简要阐述相关结论，探究理论模型及研究假设所揭示的实践意义。

一、研究结论

第一，人-机协作正向影响员工 AI 焦虑。人-机协作程度越高，员工越容易焦虑或者焦虑感越强；人-机协作正向影响员工 AI 技术学习焦虑，即人-机协作程度越高，员工越容易有 AI 技术学习焦虑或者对 AI 技术学习的焦虑越强；人-机协作正向影响员工工作替代焦虑，人-机协作程度越高，员工受工作替代焦虑的困扰就越大；人-机协作正向影响员工 AI 配置担忧，人-机协作程度越高，员工对 AI 配置的担忧越大；人-机协作正向影响员工社会技术盲症，人-机协作程度越高，员工的社会技术盲症越大。

第二，不确定性规避在人-机协作影响员工 AI 焦虑的过程中起到调节作用。不确定性规避越低，人-机协作与员工 AI 焦虑之间的正向关系越弱；不确定性规避越高，人-机协作与员工 AI 焦虑之间的正向关系越强；不确定性规避在人-机协作影响员工 AI 技术学习焦虑的过程中起到调节作用，不确定性规避越低，人-机协作与员工 AI 技术学习焦虑之间的正向关系越弱；不确定性规避越高，人-机协作与员工 AI 技术学习焦虑之间的正向关系越强；不确定性规避在人-机协作影响员工 AI 配置担忧的过程中起到调节作用，不确定性规避越高，人-机协作与员工 AI 配置担忧之间的正向关系越强；不确定性规避越低，人-机协作与员工 AI 配置担忧之间的正向关系越弱。但不确定性规避在人-机协作影响员工工作替代焦虑的过程中没有起到调节作用，人-机协作下员工对工作替代的焦虑可能还受其他重要因素的影响。同时，不确定性规避在人-机协作影响员工社会技术盲症的过程中没有起到调节作用，人-机协作下员工社会技术盲症可能还受其他因素的影响。

第三，AI 技术培训在人-机协作影响员工 AI 焦虑的过程中没有起到调节作用。从研究二的访谈内容中可知，个体一般都期望能结合自己的专业来进行 AI 技术的培训。通过 AI 技术的学习培训后，当个体感到自己跟得上 AI 技术的发展节奏时，个体就不再焦虑。

第四，当不确定性规避和 AI 技术培训同为调节变量时，两者在人-机协作影响员工 AI 焦虑的过程中没有起到调节作用。从研究二的访谈内容可知，个体在 AI 技术提供的结果出现异常时，一般都能调整心态，尝试多种方法去解决问题，似乎个体的不确定性规避和 AI 技术培训没有影响到员工 AI 焦虑的状况。

第五，在人-机协作影响员工 AI 焦虑的过程中，自我效能感起到中介作用；在人-机协作影响员工 AI 技术学习焦虑的过程中，自我效能感起到中介作用；在人-机协作影响员工工作替代焦虑的过程中，自我效能感起到中介作用；在人-机协作影响员工 AI 配置担忧的过程中，自我效能感起到中介作用；在人-机协作影响员工社会技术盲症的过程中，自我效能感起到中介作用。

第六，AI 技术虽然目前存在一些问题尚待解决，但 AI 技术能提高工作效率，为人类的生活和工作提供不少便利。由于 AI 技术的成熟度尚待提升，对于某一领域非常专业的问题，它给出的结果是不够专业的。使用者普遍认为，AI技术目前提供的结果的准确度有待提高。AI技术可以大大提高学习和工作的效率，同时AI技术具有自我纠错能力和自我学习能力，更重要的是AI技术可以连续做重复性的工作。

第七，个体在AI技术的使用过程中，普遍会担心重要信息被泄露、危及国家安全、想法被窃取、工作被替代、对AI技术的依赖表示担忧及对AI技术学习表示担忧，同时也会感到AI技术的拓展应用较难。

第八，AI技术的发展对人类的判断能力、学习能力和创新能力等提出新的挑战。AI技术提供的结果并不是100%正确的，因此人们要有比以往更强的判断能力，能够第一时间识别错误并对结果进行筛选，管理上要有较为完善的审核机制。同时人们要坚持学习，学习的速度要跟得上AI技术发展的水平才不会被社会淘汰。人与AI技术最大的不同在于人类的创新能力，因此随着AI技术的发展，如何利用AI技术来创新是人类面临的挑战。

研究一运用定量分析方法检验了人-机协作、不确定性规避、AI技术培训、自我效能感和员工AI焦虑之间的关系，结果表明人-机协作与员工AI焦虑呈正相关关系；不确定性规避调节了人-机协作与员工AI焦虑之间的关系，但AI技术培训没有调节人-机协作与员工AI焦虑之间的关系，两个调节变量一起作用时，没有调节人-机协作与员工AI焦虑之间的关系；自我效能感在人-机协作与员工AI焦虑之间起到中介作用。研究二发现个体在使用AI技术的过程中有不同方面的AI焦虑，阐述了AI焦虑的具体内容。综上所述，研究一和研究二的结论是一致的。

二、理论贡献

（一）拓展人-机协作情境下对员工 AI 焦虑情绪的影响机制

人-机协作正向影响员工 AI 焦虑，即人-机协作程度越高，员工越容易有 AI 焦虑或者员工 AI 焦虑感越强。人-机协作正向影响员工 AI 技术学习焦虑，即人-机协作程度越高，员工越容易有 AI 技术学习焦虑或者对 AI 技术学习的焦虑越强。研究二中发现随着 AI 技术的高速发展，人-机协作将成为个体的生活常态之一，直接说明了研究一的研究必要性。同时这与研究二中命题 2（个体在 AI 技术的使用过程中，普遍会担心重要信息被泄露、危及国家安全、想法被窃取、工作被代替、对 AI 技术的依赖表示担忧及对 AI 技术学习表示担忧，同时也会感到 AI 技术的拓展应用较难）是一致的。研究一和研究二的结论互相佐证。

人-机协作正向影响员工工作替代焦虑，人-机协作程度越高，员工受工作替代焦虑的困扰就越大；人-机协作正向影响员工 AI 配置担忧，人-机协作程度越高，员工对 AI 配置的担忧越大；人-机协作正向影响员工社会技术盲症，人-机协作程度越高，员工的社会技术盲症越大。研究二的访谈内容提及的"担心工作被替代、对 AI 技术的依赖表示担忧、对青少年的教育表示担忧"与此是一致的，两者的结论相互佐证。

当一个国家或组织普及推广新技术时必将给人们带来新的挑战，持续的技术推广将使人们在很短时间内不得不去接受并适应新技术，但这种技术变革的过程会对人类的情感和认知反应产生一定的刺激（Cambre and Cook，1985）。人-机协作情境下，势必有更多人工智能设备投入维修和服务，工作中人际之间的连接变弱，人类的关系和情感需求可能难以得到满足，人际关系冷漠，面对失去工作的威胁，人们的自尊和自我实现需求得不到满足（何勤和朱晓妹，2021），员工的焦虑将大大增加。人-机协作情境下，人与 AI 技术之间形成了新型的人-机关系，在人-机互动过程中，AI 技术将导致员工拥有的知识资源、以往经验资源和情感资源等均发生变化，进而影响员工 AI 焦虑情绪。从研究二中的内容可知，AI 技术的发展对人类提出了一些新的挑战，如判断能力、学习能力等。这也在一定程度上印证了人-机协作有可能影响员工 AI 焦虑情绪。

根据情绪认知评价理论和自我效能感理论，人的情绪和行为互相影响，但同时受到社会和环境条件等外部条件的影响。在 AI 技术迅猛发展的趋势下，员工会感知到 AI 技术学习的焦虑感和紧迫感。人-机协作程度越高，员工越容易有 AI 技术学习焦虑或者对 AI 技术学习的焦虑越强。人-机协作情境下，企业势必要求员工学习并掌握新的岗位技能，在这个过程中员工可能会面临更多学习新技术的压力。因此，员工的 AI 技术学习焦虑将显著增强。研究二的结论中提及 AI 技术的发展对人类学习能力的要求更高，这也有力证明了人-机协作下，员工的 AI 技术学习焦虑将增强。

技术进步对就业市场有着广泛而深远的影响，AI 作为现代科技水平发展的又一新台阶，一方面能够有效提高劳动生产率，催生出与 AI 相关的岗位；另一方面带来了人们关于"机器换人"的隐忧（乔梦琪和秦迎林，2022）。AI 技术的发展势必会造成暂时性的失业问题，而且将导致一种社会性的机器恐慌与焦虑（萧子扬和马恩泽，2018）。由于 AI 技术日益成熟，有数据显示，有 170 个职业被 AI 技术替代的概率在 90% 以上，大多数运输工人、后勤岗位人员、大量的办公室文员和行政人员、生产部门的劳动力人员都存在工作岗位被 AI 技术替代的风险（陈奕延和李晔，2022）。在 AI 技术冲击下，劳动力可能完全失去工作，或者通过接受更低的劳务报酬而获取工作机会，也可能选择退出本地劳动力市场，即迁出当前所在智能化技术发达地区（曹章露等，2023）。根据马斯洛的需求理论，有理由认为员工将担忧因无法熟练使用 AI 技术、无法与 AI 机器人一起工作而失业，现有的工作岗位被替代，从而导致现有生活质量下降甚至影响基本的生存。因此，人-机协作程度越高，员工工作替代焦虑的困扰可能就越大。

AI 技术不仅包括计算机视觉、数据挖掘、计算机算法技术、机器学习、自然语言处理等领域，还涉及实际应用场景，如智能制造、智慧交通、智能教学、金融风控等重要行业。AI 是一种探索中的、还未成熟的高新科学技术，一种革命性、颠覆性的前沿科学技术，它的研发和应用正给人类带来难以预料的不确定性和风险（孙伟平，2020）。人-机协作程度较高时，员工较多依靠智能技术来完成工作任务，而智能技术的配置也相应比较复杂（Semeraro et al.，2023）。由于 AI 技术的复杂性和不确定性，人类很难全面了解和掌握 AI 的潜在风险（张锃，2022）。面对与以往不一样的技术配置，员工对 AI 技术配置的担忧也会相应增加。

根据情绪认知评价理论，AI 技术一直在发展，员工的情绪受认知的影响。员工在对 AI 技术的认知过程中必定会产生较大的不确定性，从而表现出较大的迷茫。人-机协作程度越高，员工的社会技术盲症就越大。人-机协作与员工社会技术盲症呈正相关关系。

AI 技术对工作场景、工作内容和工作任务等的影响，使得企业和员工的互动关系发生了重大改变，工作情境的变化进一步改变了人们的工作行为、工作状态及对工作的想法（杜辉和毛基业，2022），尤其是人-机协作情境下，员工的情绪将严重影响员工个体的行动和认知。以往的研究较少关注人-机协作情境下员工的 AI 焦虑情绪。本书证实了人-机协作情境下，人-机协作与员工 AI 焦虑呈正相关关系，即人-机协作程度越高，员工越容易焦虑或者焦虑感越强。员工在人-机协作的情境下，员工个体特征的不确定性规避最终影响员工 AI 焦虑情绪；员工的自我效能感对人-机协作影响员工 AI 焦虑情绪有中介作用。此发现丰富了人-机协作情境下员工 AI 焦虑情绪的影响机制。

（二）揭示人-机协作情境下对员工 AI 焦虑情绪的调节机制作用

本书揭示了作为员工个体特征之一的不确定性规避调节了人-机协作与员工 AI 焦虑的正向关系。不确定性规避越高，人-机协作与员工 AI 焦虑之间的正向关系越强；不确定性规避越低，人-机协作与员工 AI 焦虑之间的正向关系越弱。根据情绪认知评价理论，个体的特征会影响员工的认知，从而影响员工的情绪。

人-机协作情境下，员工 AI 焦虑情绪的影响因素有哪些，其调节机制作用如何产生？从目前的研究来看，较少学者注意此类问题。本书揭示了人-机协作情境下对员工 AI 焦虑的调节机制路径。

根据不确定性规避理论，高不确定性规避的个体对环境中的不确定因素非常敏感，个体倾向于遵守组织原有的规章制度、政策，寻求队友的帮助，以避免不确定的情境发生（Afsar and Masood，2017）。如果当前组织中的不确定性比较高，而较高的不确定性会让个体产生焦虑情绪，因此在组织中，高不确定性规避的员工会对环境中的不确定因素更加敏感，由此产生的压力、不安、焦虑等负面情绪更甚（黎艳虹，2022）。在人-机协作的情境下，工作内容、工作流程、工作的规章制度等都跟以往传统的不同，员工将面临诸多巨大的不确定性因素，在此种情况下，高不确定性规避的个体往往更容易引起 AI 焦虑，低不确定性规避的个体的 AI 焦虑会比较低一些。

本书发现不确定性规避在人-机协作影响员工 AI 焦虑的过程中起到调节作用。不确定性规避越低，人-机协作与员工 AI 焦虑之间的正向关系越弱；不确定性规避越高，人-机协作与员工 AI 焦虑之间的正向关系越强；不确定性规避在人-机协作影响员工 AI 技术学习焦虑的过程中起到调节作用。

过度的技术焦虑会引发负面情绪、忧虑和恐惧，影响一个人在工作场所使用技术时的信念和对使用技术所需努力的信念,这可能导致与新技术相关的接受问题(Kummer et al.,2017)。根据不确定性规避理论,高不确定性规避员工对新事物的接受程度比较低,面对日新月异的 AI 技术,技术学习的压力增大,员工 AI 技术学习焦虑明显增强。低不确定性规避的员工对新事物的接受程度比较高,往往更加愿意接受新技术的挑战,并将"学习新技术"视为常态,员工 AI 技术学习焦虑会相对低一些。本书表明,不确定性规避高的员工在人—机协作过程中,AI 技术学习焦虑会比较强;不确定性规避低的员工在人—机协作过程中,员工 AI 技术学习焦虑相对而言会低一些。

研究一结果显示,不确定性规避在人—机协作影响员工工作替代焦虑的过程中没有起到调节作用。也就是说,人—机协作下员工工作替代焦虑除了考虑不确定性规避因素以外,还应该考虑其他影响因素。有学者认为 AI 是帮助人类的先进工具之一,但它永远无法取代人类(Kumari and Hemalatha,2019)。同时,研究二也说明了 AI 技术无法完全替代人类,人—机协作下的员工工作替代焦虑不受员工不确定性规避的影响。研究一的结果与研究二的结论是一致的。

不确定性规避调节了人—机协作与员工 AI 配置担忧的正向关系。不确定性规避越高,人—机协作与员工 AI 配置担忧之间的正向关系越强;不确定性规避低的时候,人—机协作与员工 AI 配置担忧之间的正向关系减弱。同时,不确定性规避并没有调节人—机协作与员工社会技术盲症的正向关系。这也说明人—机协作对员工社会技术盲症的影响可能还存在其他重要的调节因素。

通常,学者们都认为企业需要帮助员工学习如何与智能机器进行协作,培养员工与 AI 相处的能力,确保企业员工可以高效地与 AI 协作(李忆等,2020)。同时也认为,员工经过 AI 技术培训后,不仅会提升自身的工作能力和岗位技能,员工自信心也会随之增强,从而大大缓解心理焦虑情绪。但研究数据显示,AI 技术培训并没有调节人—机协作与员工 AI 焦虑的负向关系。当企业对员工的 AI 技术培训增强时,人—机协作下员工的 AI 焦虑并不一定减弱,有时候随着对 AI

技术的深入了解，员工的 AI 焦虑却增强了。当企业对员工的 AI 技术培训减弱时，人-机协作下员工的 AI 焦虑也不一定会增强，有时候"无知反而无畏"。同时，本书发现 AI 技术培训也没有调节人-机协作与员工 AI 技术学习焦虑的负向关系。当 AI 技术培训增强时，人-机协作与员工 AI 技术学习焦虑的关系不一定减弱；当 AI 技术培训减弱时，人-机协作与员工 AI 技术学习焦虑之间的关系不一定增强。这说明人-机协作与员工 AI 技术学习焦虑之间的关系还可能受组织其他管理实践活动的影响。AI 技术培训没有调节人-机协作与员工工作替代焦虑的负向关系，即当 AI 技术培训增强时，人-机协作与员工工作替代焦虑的关系不一定减弱；当 AI 技术培训减弱时，人-机协作与员工工作替代焦虑之间的关系不一定增强。随着企业的发展，与 AI 技术相关的岗位越来越受到管理者的重视，这些与 AI 技术紧密相关的核心岗位上的员工反而不担心自己的工作被替代，他们的工作替代焦虑不受 AI 技术培训的影响。因此，这也一定程度上解释了为什么 AI 技术培训没有调节人-机协作与员工工作替代焦虑之间的关系。同时，AI 技术培训没有调节人-机协作与员工 AI 配置担忧的负向关系，即当 AI 技术培训增强时，人-机协作与员工 AI 配置担忧的关系不一定减弱；当 AI 技术培训减弱时，人-机协作与员工 AI 配置担忧之间的关系不一定增强。AI 技术培训没有调节人-机协作与员工社会技术盲症的负向关系，即当 AI 技术培训增强时，人-机协作与员工社会技术盲症的关系不一定减弱；当 AI 技术培训减弱时，人-机协作与员工社会技术盲症之间的关系不一定增强。

（三）探索人-机协作情境下自我效能感的作用机制路径

本书发现自我效能感在人-机协作影响员工 AI 焦虑的过程中起到中介作用；自我效能感在人-机协作影响员工 AI 技术学习焦虑的过程中起到中介作用；自我效能感在人-机协作影响员工工作替代焦虑的过程中起到中介作用；自我效能感

在人－机协作影响员工 AI 配置担忧的过程中起到中介作用；自我效能感在人－机协作下影响员工社会技术盲症的过程中起到中介作用。

AI 表现出来的过人能力会让员工望而生畏、忧心忡忡，在工作中可能会表现为不自信、自我效能感变低（郭娟等，2021）。高自我效能感的人不会在应对环境事件之前忧虑不安；低自我效能感的人则怀疑自己处理、控制环境的潜在威胁的能力，因而体验到强烈的应激状态和焦虑唤起（周文霞和郭桂萍，2006）。自我效能感低的人与环境作用时，会过多想到个人不足，并将潜在的困难看得比实际上更严重（张鼎昆等，1999），从而引起更大的焦虑情绪。自我效能感在人－机协作影响员工 AI 技术学习焦虑的过程中起到中介作用。因此，员工在人－机协作情境下进行工作时，员工的自我效能感影响员工 AI 技术学习焦虑。AI 技术的出现，使人们更加担忧技术进步对就业产生的影响（周文和耿元，2020）。本书数据结果显示，自我效能感在人－机协作影响员工工作替代焦虑的过程中起到中介作用。AI 技术与以往的科学技术不同，自我效能感在人－机协作影响员工 AI 配置担忧的过程中起到中介作用。相比科学技术的发展速度，人类的认知发展则相对缓慢，无法及时适应或学习所有这些技术（陈奕延和李晔，2022）。自我效能感在人－机协作影响员工社会技术盲症的过程中起到中介作用。

目前，部分学者将自我效能感和不确定性规避作为衡量个体因素的两个重要维度来研究个体行为的成因（张征和贺伟，2023）。也有部分学者将不确定性规避和自我效能感作为衡量个体特征层面比较重要的两个维度来研究创新性的创业机会（朱晓红等，2022）。现有研究表明，不确定性规避能有效调节威权型领导对员工自我效能感的影响，威权型领导与不确定性规避的交互作用通过员工自我效能感影响员工的帮助行为（夏莹等，2021）。不确定性规避在领导授权赋能对创新自我效能感的影响中起负向调节作用（周劲波和宋站阳，2020）。本书发现自我效能感在人－机协作影响员工 AI 焦虑的过程中起到中介作用。以往的研究鲜有发现人－机协作情境下自我效能感的作用机制路径问题，本书在一定程度上探索了人-机协作情境下自我效能感的作用机制路径。

三、实践意义

（一）提高员工人岗匹配程度

根据本书的结果，不确定性规避调节了人-机协作下对员工 AI 焦虑情绪的影响，而且是正向的；自我效能感在人-机协作下影响员工 AI 焦虑的过程中起中介作用。在员工招聘和甄选阶段，组织管理者可利用相关的测试手段来衡量员工不确定性规避和自我效能感的高低。本书发现不确定性规避越高的员工在人-机协作情境下的 AI 技术学习焦虑越强；不确定性规避低的员工在人-机协作情境下的 AI 技术学习焦虑相对较弱。AI 技术在工作场所的使用越来越频繁，不确定性规避高的员工应该有自主学习 AI 技术的意识和行为，才能在人-机协作工作中掌握主动权，同时也能降低 AI 技术学习焦虑，从而提高工作效率。同时，企业在对员工的招聘上可以根据实际岗位需求来甄选合适的人选，如果该岗位要求人-机协作程度比较高，可倾向招聘不确定性规避较低的员工。

AI 技术深刻地影响着人力资源管理实践活动（Sharon and Aggarwal，2019）。企业在人力资源管理期间还需要构建科学合理的网络评价模式，打造全新的生态评价体系，结合大数据资料及仿真实践平台，实现对被测量者更加科学高效的管控，确保人岗匹配，这样工作才能够正常高效地进行（王长莲，2023）。企业招聘适合组织发展需要的员工类型，只有在人岗匹配的情况下，人员的稳定性才会提高，员工在适合自己个体人格特征的组织中工作，组织才会有高绩效（张广胜和杨春获，2022）。因此，企业可根据员工不确定性规避和自我效能感的高低来安排适合的员工岗位，以降低员工录用的不合格率，提高员工人岗匹配程度，从而提升企业员工的工作效率。

（二）做好员工 AI 焦虑情绪的疏导

企业应加强对员工的引导，鼓励员工以积极的心态拥抱 AI 技术，同时充分认识到 AI 技术的应用给组织和员工带来的益处，促进员工在企业中的角色认同，增强自我效能感；企业应该关注员工在与智能机器互动中的情绪变化，加强对员工情绪的动态监测和心理疏导，促进情绪对员工行为的正向影响（程延园等，2022）。总之，企业应加强人-机协作中员工心理状态的管理，如沟通的畅通和反馈的渠道，及时关注协作员工的情绪和行为反应，了解员工的需求变化并进行相应的改进，促进员工与 AI 机器、员工之间的和谐关系，促使人-机协作持续发挥积极作用（王振源和姚明辉，2022）。对于学习 AI 知识感到焦虑的员工，企业要进行充分调研，弄清楚员工究竟面临哪些不足与困难，然后开展针对性的、系统的 AI 知识与技能培训（刘嵩等，2022）。企业应该注意加强对员工 AI 技术学习焦虑的疏导，定期了解员工 AI 技术学习焦虑，制定合理的方案去帮助员工减少人-机协作下对 AI 技术学习的焦虑。总之，组织管理者应全面了解员工 AI 焦虑情绪状况，制定个性化和人性化的员工 AI 焦虑情绪疏导实施方案。同时，组织管理者应合理利用大数据技术等先进技术，系统分析员工 AI 焦虑的实际情况；并结合利用智能算法技术、仿真技术等，模拟各方案实施后可能达到的效果，择优选取实施的方案。组织应当秉持"以人为本"的理念，将关注员工的心理状况作为管理工作的重要组成部分，尤其是人-机协作情境下员工 AI 焦虑情绪的真实状况，尽可能多地开展适合员工的团建活动，尽可能帮助缓解员工的紧张与焦虑，努力营造轻松愉快的组织工作氛围。此外，组织管理者还可建立员工 AI 焦虑情绪发泄机制，通过行之有效的方法来帮助员工合理转移或者消除员工 AI 焦虑情绪，并对积极的行为给以激励。

（三）正确认识 AI 技术培训的作用

众多企业实施了以"技术红利"替代"人口红利"的战略转型，加快引进人工智能设备、智能机器，同时强化对员工技能的培训，促进高质量劳动力与先进生产技术的有效结合，提升企业生产力（李静，2021）。员工经过培训后，不仅会提升自身的竞争力，自信心也会随之增强，并大大缓解心理焦虑情绪（赵旭，2022）。企业也需要帮助员工学习如何与智能机器进行协作，培养员工与 AI 相处的能力，确保企业员工可以高效地与 AI 协作（李忆等，2020）。企业可以加强员工 AI 技术方面的培训，增强员工 AI 技术方面的相关技能，同时培养员工人-机协作的思维能力和良好的习惯，提升员工的岗位技能。

组织管理者普遍认识到在 AI 技术普及的今天对员工进行 AI 技术培训的重要性，但组织管理者也应正确认识到 AI 技术培训的有限性，不能一味地强调 AI 技术培训对消除员工 AI 焦虑的作用。本书的结果显示，AI 技术培训对自我效能感并无调节作用，因此它无法调节人-机协作对员工 AI 焦虑的影响作用。

因此，企业组织员工进行 AI 技术培训的时候，应科学系统地设计培训的内容、时间、地点及培训实施的方法等。企业应主动创新培训方法，采用线上线下融合式培训，结合网络学习、课程直播、分组研讨、主题论坛、学习兴趣小组等多元化培训方法，或将培训现场安排在一线等场景化培训方式，扩展培训的时间和空间，提升培训的满意度和有效性（黄珂，2023）。企业还需要在培训工作中充分考虑员工的个性差异与需求，尽可能创造条件，做到"个性化定制"（丁蕾和战帅，2023）。总之，企业应正确认识到 AI 技术培训的作用，既要认识它的有效性，又要认识它的局限性。AI 技术培训是一项复杂的系统工程，企业只有充分调研、合理安排培训的内容、运用恰当的方法及科学的评估方法，才能收到良好的效果。

四、研究局限与展望

（一）研究局限

第一，虽然本书采用了不少中文和外文的文献和理论作为支撑，但鉴于研究时间有限，未能考虑员工 AI 焦虑的其他重要变量，比如工作场所正念、工作挑战和阻碍等。本书构建的理论模型仅仅考虑了部分比较有代表性的变量，这可能导致本书研究的内容和结果没有将复杂的管理实践问题全面而详尽地逐一展示出来。

第二，在研究设计方法上存在部分局限性。理论上而言，严格的因果关系检验需要使用时间序列数据，获取动态的数据。本书虽然通过实证分析方法验证了相关的假设，但所采用的数据均在 2022 年 9~12 月。在调研时间维度上，受到时间和精力的限制，无法完全考量变量之间的关系，同时收集的数据也可能存在一定的滞后性，并且获取数据的方式不是实时的，数据的准确性或多或少会受到一定的影响。在调研方法上，主要采用线上问卷调查的方式进行，无法保证问卷填写者百分之百地如实填写。

第三，本书所涉及的人-机协作没有考虑具体的行业和工作情境。事实上，不同场景中，人-机协作的效果是不同的，各个变量之间所表现出来的关系不可能都一样。

（二）研究展望

因为时间和精力有限，本书存在需改进之处，未来可以从以下四个方面进行拓展研究：

第一，深化和发展人-机协作的相关理论。随着 AI 技术的发展，未来定会涌现越来越多的理论模型可以更好地去解释管理实践中发生的现象，理论的发展将有比较大的空间。首先，本书仅仅考虑了人-机协作下自我效能感对员工 AI 焦虑情绪的影响这一中介变量，从数据结果来看，一定存在其他影响员工 AI 焦虑情绪的变量没有被考虑到。其次，在调节变量的选择上，本书主要是基于人-机协作—自我效能感—员工 AI 焦虑模型，从数据结果来看，除了不确定性规避和 AI 技术培训因素外，一定还存在其他调节变量。最后，员工 AI 焦虑通过 AI 技术学习焦虑、工作替代焦虑、AI 配置担忧、社会技术盲症来衡量，也许还有其他属于员工 AI 焦虑的维度没有考虑进来，未来的研究可以综合利用其他的指标或量表进行测量。

第二，利用新的技术和方法获取更加准确的数据，能更好地判断变量之间的因果关系，从而增强研究结论的说服力。此外，相关研究结论仍然需要考虑行业、地域特征等因素所造成的影响和偏差。因此，在未来的人-机协作研究中，研究者可增加相关结论的普适性。

第三，可以开发更加适合人-机协作情境下的量表展开深入研究。AI 技术是跟以往的技术完全不同的智能技术，且 AI 技术的发展日新月异。同时，因为研究时间有限，本书的量表虽选择国际上比较有代表性的，但仍不可避免地存在一定的滞后性。在未来的研究中，学者们可以尝试针对人-机协作情境下的构念去开发比较新的量表，并把这些量表运用到最新的研究。

第四，可以进一步拓展访谈对象涉及的行业和人-机协作的场景。因为时间有限，本书只选取了 10 多位访谈者进行访谈，数量有限，可在未来研究中进行提升。

参考文献

［1］ Acemoglu D, Restrepo P. Artificial intelligence, automation and work ［A］// The economics of artificial intelligence: An agenda. Chicago: University of Chicago Press, 2018.

［2］ Afsar B, Masood M. Transformational leadership, creative self－efficacy, trust in supervisor, uncertainty avoidance, and innovative work behavior of nurses ［J］. The Journal of Applied Behavioral Science, 2017, 54 (1): 36-61.

［3］ Al-Adwan A S, Al-Debei M M, Dwivedi Y K. E-commerce in high uncertainty avoidance cultures: The driving forces of repurchase and word-of-mouth intentions ［J］. Technology in Society, 2022 (71): 102083.

［4］ Alafnan M A, Dishari S, Jovic M, et al. ChatGPT as an educational tool: Opportunities, challenges, and recommendations for communication, business writing, and composition courses ［J］. Journal of Artificial Intelligence and Technology, 2023, 3 (3): 60-68.

［5］ Ashkanasy N M. Emotions in organizations: A multi-level perspective ［J］. Research in Multi-Level Issues, 2003 (2): 9-54.

［6］ Astvansh V, Duffek B, Eisingerich A B. How can companies recover from liability-invoking failures? exploring the role of uncertainty avoidance in facilitating consumer compliance across national cultures [J]. Journal of International Marketing, 2023, 31 (3): 1-18.

[7] Autor D H, Murnane L. The skill content of recent technological change: An empirical exploration [J]. The Quarterly Journal of Economics, 2003, 118 (4): 1279-1333.

[8] Bai B, Chao G, Wang C. The relationship between social support, self-efficacy, and English language learning achievement in Hong Kong [J]. TESOL Quarterly, 2018, 53 (1): 208-221.

[9] Baker D S, Carson K D. The two faces of uncertainty avoidance: Attachment and adaptation [J]. Institute of Behavioral and Applied Management, 2011, 12 (2): 28-141.

[10] Bandura A. Self-efficacy: The corsini encyclopedia of psychology [M]. New Jersey: Wiley-Blackwell, 2010.

[11] Bandura A. Self-efficacy: Toward a unifying theory of behavioral change [J]. Psychological Review, 1977, 84 (2): 191-215.

[12] Bandura A. Social foundations of thought and action: A social cognitive theory [M]. New Jersey: Prentice Hall, 1986.

[13] Bateman T S, Crant J M. The proactive component of organizational behavior: A measure and correlates [J]. Journal of Organizational Behavior, 1993, 14 (2): 103-118.

[14] Bi Z M, Luo C M, Miao Z H, et al. Safety assurance mechanisms of collaborative robotic systems in manufacturing [J]. Robotics and Computer-Integrated Manufacturing, 2021 (67): 102022.

[15] Bos K V D, Lind E A. Uncertainty management by means of fairness judgments [J]. Advances in Experimental Social Psychology, 2002 (34): 1-60.

[16] Bouichou S, Wang L, Zulfiqar S. How perceived corporate social responsibility raises employees' creative behaviors based on appraisal theory of emotion: The serial mediation model [J]. Frontiers in Psychology, 2022 (13): 865007.

[17] Budhwar P, Chowdhury S, Wood G, et al. Human resource management in the age of generative artificial intelligence: Perspectives and research directions on ChatGPT [J]. Human Resource Management Journal, 2023, 33 (3): 606-659.

[18] Cambre M A, Cook D L. Computer anxiety: Definitions, measurement, and correlates [J]. Journal of Educational Computing Research, 1985, 1 (1): 37-54.

[19] Charalambous G, Fletcher S, Webb P. Identifying the key organisational human factors for introducing human-robot collaboration in industry: An exploratory study [J]. The International Journal of Advanced Manufacturing Technology, 2015 (81): 2143-2155.

[20] Daugherty P R, Wilson H J. Human+machine: Reimagining work in the age of AI [M]. Boston, MA: Harvard Business Review Press, 2018.

[21] Debus M E, Probst T M, König C J, et al. Catch me if I fall! Enacted uncertainty avoidance and the social safety net as country-level moderators in the job insecurity-job attitudes link [J]. Journal of Applied Psychology, 2012, 97 (3): 690-698.

[22] Deci E L, Ryan R M. Intrinsic motivation and self-determination in human behavior [M]. New York: Plenum, 1985.

[23] Deci E L, Ryan R M. The "What" and "Why" of goal pursuits: Human needs and the self-determination of behavior [J]. Psychological Inquiry, 2000, 11 (4): 227-268.

[24] Duan Y Q, Edward J S, Dwivedi Y K. Artificial intelligence for decision making in the era of big data-evolution, challenges and research agenda [J]. Interna-

tional Journal of Information Management, 2019 (48): 63-71.

[25] Dubovi I. Cognitive and emotional engagement while learning with VR: The perspective of multimodal methodology [J]. Computers and Education, 2022 (183): 104495.

[26] Fay D, Frese M. The concept of personal initiative: An overview of validity studies [J]. Human Performance, 2001, 14 (1): 97-124.

[27] Frey C B, Osborne M A. The furture of employment: How susceptible are jobs to computerisation? [J]. Technological Forecasting and Social Change, 2017 (114): 254-280.

[28] Frost Y, Weingarden H, Zeilig G, et al. Self-care self-efficacy correlates with independence in basic activities of daily living in individuals with chronic stroke [J]. J Stroke Cerebrovasc Dis, 2015, 24 (7): 1649-1655.

[29] Gable P A, Harmon-Jones E. Late positive potential to appetitive stimuli and local attentional bias [J]. Emotion, 2010, 10 (3): 441-446.

[30] Godovykh M, Tasci A D. Emotions, feelings, and moods in tourism and hospitality research: Conceptual and methodological differences [J]. Tourism and Hospitality Research, 2021, 22 (2): 247-253.

[31] Gozali A. Employee psychological analysis: Communication, self esteem, and self efficacy [J]. AKADEMIK: Journal Mahasiswa Humanis, 2022, 2 (3): 111-119.

[32] Graig K, Thatcher J B, Grover V. The IT identity threat: A conceptual definition and operational measure [J]. Journal of Management Information Systems, 2019, 36 (1): 259-288.

[33] Greco V, Roger D. Uncertainty, stress, and health [J]. Personality and Individual Differences, 2003, 34 (6): 1057-1068.

［34］Hackettg G，Betz N E. A self-efficacy approach to the career development of women ［J］. Journal of Vocational Behavior，1981，18（3）：326-339.

［35］Hancock P A，Billings D R，Schaefer K E，et al. A meta-analysis of factors affecting trust in human-robot interaction ［J］. Human Factors：The Journal of the Human Factors and Ergonomics Society，2011，53（5）：517-527.

［36］Hassna G，Rouibah K，Lowry P B，et al. The roles of user interface design and uncertainty avoidance in B2C ecommerce success：Using evidence from three national cultures ［J］. Electronic Commerce Research and Applications，2023（61）：101297.

［37］Hofstede G. Cultural dimensions in management and planning ［J］. Asia Pacific Journal of Management，1984，1（2）：81-99.

［38］Hofstede G. Motivation，leadership，and organization：Do American theories apply abroad ［J］. Organizational Dynamics，1980，9（1）：42-63.

［39］Hopko D R，Ashcraft H，Gute J，et al. Mathematics anxiety and working memory：Support for the existence of a deficient inhibition mechanism ［J］. Journal of Anxiety Disorders，1998，12（4）：343-355.

［40］Hsu C L. Applying cognitive evaluation theory to analyze the impact of gamification mechanics on user engagement in resource recycling ［J］. Information and Management，2022，59（2）：103602.

［41］Hwang Y. The impact of uncertainty avoidance，social norms and innovativeness on trust and ease of use in electronic customer relationship management ［J］. Electronic Markets，2009，19（2-3）：89-98.

［42］Jemielniak D，Przegalinska A. Collaborative society ［M］. Cambridge：The MIT Press，2020.

［43］Johnson B A M，Coggburn J D，Llorens J J. Artificial intelligence and public human resource management：Questions for research and practice ［J］. Public Personnel Management, 2022, 51 (4): 538-562.

[44] Johnson D G, Verdicchio M. Reframing AI discourse [J]. Minds and Machines, 2017, 27 (4): 575-590.

[45] Jung J M, Kellaris J J. Cross-national differences in proneness to scarcity effects: The moderating roles of familiarity, uncertainty avoidance, and need for cognitive closure [J]. Psychology and Marketing, 2004, 21 (9): 739-753.

[46] Kailani M A, Kumar R. Investigating uncertainty avoidance and perceived risk for impacting internet buying: A study in three national cultures [J]. International Journal of Business and Management, 2011, 6 (5): 76-92.

[47] Koopman J, Rosen C C, Gabriel A S, et al. Why and for whom does the pressure to help hurt others? Affective and cognitive mechanisms linking helping pressure to workplace deviance [J]. Personnel Psychology, 2020, 73 (2): 333-362.

[48] Kopytov A, Roussanov N, Taschereau-Dumouchel M. Short-run pain, long-run gain? Recessions and technological transformation [J]. Journal of Monetary Economics, 2018 (97): 29-44.

[49] Kumari P B, Hemalatha A. Perception towards artificial intelligence in human resources management practices-with reference to IT companies in chennai [J]. International Journal of Recent Technology and Engineering, 2019, 8 (4): 61-65.

[50] Kummer T F, Recker J, Bick M. Technology-induced anxiety: Manifestations, cultural influences, and its effect on the adoption of sensor-based technology in German and Australian hospitals [J]. Information and Management, 2017, 54 (1): 73-89.

[51] Lankau M J, Scandura T A. An investigation of personal learning in mentoring relationships: Content, antecedents, and consequences [J]. The Academy of Management Journal, 2002, 45 (4): 779-790.

[52] Lazarus R, Folkman S. Stress, appraisal, and coping [M]. New York: Springer, 1984.

[53] Lee K , Duffy M K , Scott K L , et al. The experience of being envied at work: How being envied shapes employee feelings and motivation [J]. Personnel Psychology, 2018, 71 (2): 181-200.

[54] Lee R, Choi S H, Hu S H. Effect of temporal distance and goal type on predictions of future information security: Focus on moderation of self-efficacy and social responsibility [J]. Acta psychologica, 2023 (238): 103990.

[55] Li J, Huang J S. Dimensions of artificial intelligence anxiety based on the integrated fear acquisition theory [J]. Technology in Society, 2020 (63): 101410.

[56] Lu L, Cai R Y, Gursoy D. Developing and validating a service robot integration willingness scale [J]. International Journal of Hospitality Management, 2019 (80): 36-51.

[57] Lundgren H, Bang A, Justice S, et al. Conceptualizing reflection in experience-based workplace learning [J]. Human Resource Development International, 2017, 20 (4): 305-326.

[58] Montag C, Kraus J, Baumann M, Rozgonjuk D. The propensity to trust in automated technology mediates the links between technology self-efficacy and fear and acceptance of artificial intelligence [J]. Computers in Human Behavior Reports, 2023.

[59] Ng T W, Lucianetti L. Within-individual increases in innovative behavior and creative, persuasion, and change self-efficacy over time: A social-cognitive theory perspective [J]. Journal of Applied Psychology, 2016 (101): 14-34.

[60] Ohly S, Sonnentag S, Pluntke F. Routinization, work characteristics and their relationships with creative and proactive behaviors [J]. Journal of Organizational Behavior, 2006, 27 (3): 257-279.

[61] Parasuraman A, Colby C L. An updated and streamlined technology readiness index: TRI 2. 0 [J]. Journal of Service Research, 2015, 18 (1): 59-74.

[62] Pasquale F. The black box society [M]. Cambridge: Harvard University Press, 2015.

[63] Pessoa L. The cognitive-emotional brain: From interactions to integration [M]. Cambridge: MIT Press, 2013.

[64] Roy S K, Singh G, Hope M, et al. The rise of smart consumers: Role of smart servicescape and smart consumer experience co-creation [J]. Journal of Marketing Management, 2019, 35 (15-16): 1480-1513.

[65] Ryan R M, Deci E L. Intrinsic and extrinsic motivation from a self-determination theory perspective: Definitions, theory, practices, and future directions [J]. Contemporary Educational Psychology, 2020 (61): 101860.

[66] Rysz M W, Mehta S S. A risk-averse optimization approach to human-robot collaboration in robotic fruit harvesting [J]. Computers and Electronics in Agriculture, 2021 (182): 106018.

[67] Sachs J D, Kotlikoff L J. Smart machines and long-term misery [R]. Cambridge: National Bureau of Economic Research, 2012.

[68] Sahin A, Kiliclar A. The effect of tourists' gastronomic experience on emotional and cognitive evaluation: An application of SOR paradigm [J]. Journal of Hospitality and Tourism Insights, 2022, 6 (2): 595-612.

[69] Scholz U, Gutiérrez-Doñz B, Sud S, et al. Is general self-efficacy a universal construct? Psychometric findings from 25 countries [J]. European Journal of Psychological Assessment, 2002, 18 (3): 242-251.

[70] Semeraro F, Griffiths A, Cangelosi A. Human-robot collaboration and machine learning: A systematic review of recent research [J]. Robotics and Computer-In-

tegrated Manufacturing, 2021. DOI: 10. 1016/j. rcim. 2022.

[71] Sharon D, Aggarwal V. Impact of disruptive technology on human resource management practices [J]. International Journal of Business Continuity and Risk Management, 2019, 9 (4): 350-361.

[72] Sonnentag S, Starzyk A. Perceived prosocial impact, perceived situational constraints, and proactive work behavior: Looking at two distinct affective pathways [J]. Journal of Organizational Behavior, 2015, 36 (4): 806-824.

[73] Spielberger C D. Theory and research on anxiety [M]. New York: Academic Press, 1966.

[74] Spreitzer G M. Psychological empowerment in the workplace: Dimensions, measurement, and validation [J]. Academy of Management Journal, 1995, 38 (5): 1442-1465.

[75] Suseno Y, Chang C, Hudik M, et al. Beliefs, anxiety and change readiness for artificial intelligence adoption among human resource managers: The moderating role of high-performance work systems [J]. The International Journal of Human Resource Management, 2022, 33 (6): 1209-1236.

[76] Takeuchi R, Chen G, Lepak D P. Through the looking glass of a social system: Cross-level effects of high performance work systems on employee's attitudes [J]. Personnel Psychology, 2009, 62 (1): 1-29.

[77] Van Kleef G A. The emerging view of emotion as social information [J]. Social and Personality Psychology Compass, 2010, 4 (5): 331-343.

[78] Walden T A, Smith M C. Emotion regulation [J]. Motivation and Emotion, 1997 (21): 7-22.

[79] Wang L, Gao R, Váncza J, et al. Symbiotic human-robot collaborative assembly [J]. CIRP Annals-Manufacturing Technology, 2019, 68 (2): 701-726.

［80］Wang Y Y, Wang Y S. Development and validation of an artificial intelligence anxiety scale: An initial application in predicting motivated learning behavior ［J］. Interactive Learning Environments, 2019 (2): 619-634.

［81］Weiss H M, Cropanzano R. Affective events theory: A theoretical discussion of the structure, causes and consequences of affective experiences at work ［J］. Research in Organizational Behavior: An Annual Series of Analytical Essays and Critical Reviews, 1996, 18 (3): 1-74.

［82］Wilson H J, Daugherty P R. Collaborative intelligence: Humans and AI are joining forces ［J］. Harvard Business Review, 2018.

［83］Wu C H, Parker S K. Thinking and acting in anticipation: A review of research on proactive behavior ［J］. Advances in Psychological Science, 2013, 21 (4): 679-700.

［84］Youndt M A, Snell S A, Dean J W Jr, et al. Human resource management, manufacturing strategy, and firm performance ［J］. Academy of Management Journal, 1996, 39 (4): 836-866.

［85］Zhang T Y, Ladhak F, Durmus E, et al. Benchmarking large language models for news summarization ［R］. ArXiv: 2301. 13848, 2023.

［86］鲍劲松, 张荣, 李婕, 等. 面向人-机-环境共融的数字孪生协同技术 ［J］. 机械工程学报, 2022, 58 (18): 103-115.

［87］曹茹烨, 曹树金. ChatGPT 完成知识组织任务的效果及启示 ［J］. 情报资料工作, 2023 (5): 18-27.

［88］曹元坤, 秦峰, 张焱楠. 谦逊型领导的负面效应研究: 基于社会认知理论的视角 ［J］. 当代财经, 2021 (3): 78-87.

［89］曹章露, 王林辉, 赵贺. 人工智能技术与劳动力迁出决策: 来自全国流动人口动态监测调查的经验证据 ［J］. 北京工商大学学报（社会科学版），

2023，38（2）：1-14，27.

[90] 查道林，蒋智慧，曹高辉．信息系统用户感知算法焦虑的内涵及其结构维度研究 [J]．情报科学，2022（6）：66-73.

[91] 车万翔，窦志成，冯岩松，等．大模型时代的自然语言处理：挑战、机遇与发展 [J]．中国科学：信息科学，2023，53（9）：1645-1687.

[92] 陈恩情，张继雅．ChatGPT 如何影响高校教师教育：机遇、挑战与应对 [J]．继续教育研究，2023（11）：37-42.

[93] 陈荟慧，钟委钊．基于人机协作的高质量城市图像采集方法 [J]．应用科学学报，2023（5）：801-814.

[94] 陈慧，韩翠翠，王小华，等．授权领导何时激发员工主动行为？：员工能力与内部人身份感知的作用 [J]．北京邮电大学学报（社会科学版），2023（2）：90-98.

[95] 陈丽君，金铭．人才政策营销的要素内涵与作用机制——基于扎根理论方法的探索性研究 [J]．科技进步与对策，2021，38（16）：135-141.

[96] 陈潭，刘璇．智能政务 ChatGPT 化的前景与隐忧 [J]．电子政务，2023（4）：36-44.

[97] 陈文晶，康彩璐，杨玥，等．人工智能潜在替代风险与员工职业能力发展：基于员工不安全感视角 [J]．中国人力资源开发，2022（1）：84-97.

[98] 陈祥梅，宁本涛．人工智能教育焦虑：成因与化解 [J]．当代教育科学，2022（9）：23-29.

[99] 陈小虎，孙宋，凌玲．仆人式领导与员工主动行为：一个被调节的中介模型 [J]．经营与管理，2023（3）：115-123.

[100] 陈奕延，李晔．人工智能技术恐惧症的定义、诱因、衡量及克服路径研究 [J]．计算机应用与软件，2022，39（12）：23-33，63.

[101] 陈元，黄秋生．ChatGPT 技术中的人工智能伦理风险及其科学祛魅

[J]. 湖南科技大学学报（社会科学版），2023（3）：135-142.

[102] 程延园，程雅馨，何勤. 智能化工作场域中人机关系对任务绩效的影响：基于自我概念的解释 [J]. 科技管理研究，2022（19）：207-216.

[103] 崔保国，邓小院. ChatGPT 给传媒业带来机遇与挑战 [J]. 中国社会科学报，2023-003.

[104] 崔艳. 人工智能对制造业就业的影响及应对研究：来自微观企业和劳动者调查数据 [J]. 当代经济管理，2022（3）：59-66.

[105] 邓辅玉，蒋晴子. 国际化战略下的人力资源管理实践研究：以某餐饮企业为例 [J]. 经营与管理，2021（10）：77-84.

[106] 邓秋怡. 双元领导对员工主动变革行为的影响：角色宽度自我效能感的中介作用 [J]. 广西职业技术学院学报，2021（6）：58-67.

[107] 丁汉. 共融机器人的基础理论和关键技术 [J]. 机器人产业，2021（6）：12-17.

[108] 丁蕾，战帅. 从职业发展规划视角构建企业青年员工培训体系的思考 [J]. 教育与职业，2023（10）：108-112.

[109] 杜辉，毛基业. 数字化转型过程中的人机协作与员工工作意义感重塑 [J]. 企业经济，2022，41（11）：15-27+2.

[110] 杜娟. 从"人机协同"看人工智能时代的新闻伦理构建 [J]. 社会科学研究，2019（4）：197-204.

[111] 段佳宇，郑汝可，李倩. 人机协作背景下 AI 对新闻业人才培养带来的改变与挑战 [J]. 中国传媒科技，2023（8）：14-19.

[112] 段龙敏. A 公司员工培训体系优化研究 [J]. 全国流通经济，2020（12）：87-88.

[113] 樊建锋，边云岗，赵辉. 效果逻辑与因果逻辑驱动机制研究：基于社会认知理论的组态分析 [J]. 研究与发展管理，2022（5）：98-111.

[114] 范长煜, 邓韵雪. "机器换人" 背景下工人失业担忧研究: 基于广东省制造业 "企业-职工" 匹配调查数据 [J]. 社会学评论, 2022, 10 (2): 67-87.

[115] 冯彪, 李宗龙, 王凯欣, 等. 大学生生活目标与心理韧性的关系: 自我控制和一般自我效能感的多重中介作用 [J]. 心理研究, 2022, 15 (1): 78-85.

[116] 付思琪. 基于用户体验的 "算法焦虑" 问题研究 [J]. 中国报业, 2022 (8): 18-19.

[117] 甘露. 预算责任人行为: 基于不确定性规避的理论分析 [J]. 国际商务财会, 2022 (20): 59-63.

[118] 甘颖琳, 韩晓燕, 王宣承. 变革型领导行为与员工的变革态度: 变革图式和不确定性感知的作用 [J]. 学术研究, 2014 (7): 84-90, 159-160.

[119] 高玉勤. 基于胜任力模型提升小型国有企业员工培训有效性: 以 M 公司为例 [J]. 中国管理信息化, 2020 (15): 126-127.

[120] 顾佳旎, 孟慧, 范津砚. 社会自我效能感的结构、测量及其作用机制 [J]. 心理科学进展, 2014, 22 (11): 1791-1800.

[121] 顾远东, 彭纪生. 组织创新氛围对员工创新行为的影响: 创新自我效能感的中介作用 [J]. 南开管理评论, 2010 (1): 30-41.

[122] 郭娟, 朱晓妹, 李姿颖, 等. 人工智能技术应用对员工心理状态的影响分析 [J]. 中国人事科学, 2021, 48 (11): 50-58.

[123] 郭凯明. 人工智能发展、产业结构转型升级与劳动收入份额变动 [J]. 管理世界, 2019 (7): 60-77, 202-203.

[124] 韩明燕, 胡恩华, 单红梅. 人力资源管理实践和工会实践耦合: 结构探索与量表开发 [J]. 管理学刊, 2021 (4): 78-91.

[125] 蒿慧杰. 工作焦虑、工作投入与员工创造力关系研究: 员工授权的调

节作用 [J]. 经济经纬, 2020 (4): 133-141.

[126] 郝力晓, 吕荣杰. 人工智能影响工资水平的机理研究 [J]. 工业技术经济, 2021, 40 (11): 146-155.

[127] 郝喜玲, 刘依冉, 杜晶晶, 等. 失败恐惧的形成及对创业行为的影响 [J]. 心理科学进展, 2021, 29 (9): 1551-1560.

[128] 何江, 闫淑敏, 谭智丹, 等. 员工与机器关系: 基于制造企业 "机器换人" 实践的调研证据 [J]. 科研管理, 2023 (1): 64-73.

[129] 何莽, 张紫雅, 黎耀奇, 等. 居民感知价值对康养旅游支持行为的影响研究: 基于情绪评价理论的视角 [J]. 旅游科学, 2022 (4): 18-41.

[130] 何栖楠. 绩效压力对员工工作投入的影响研究: 自我效能感的调节作用 [J]. 现代营销 (下), 2022 (6): 136-139.

[131] 何勤, 李雅宁, 程雅馨, 等. 人工智能技术应用对就业的影响及作用机制研究: 来自制造业企业的微观证据 [J]. 中国软科学, 2020, 35 (S1): 213-222.

[132] 何勤, 邱玥. 人工智能的就业效应研究: 锦上添花抑或是釜底抽薪? [J]. 北京联合大学学报 (人文社会科学版), 2020 (2): 84-95.

[133] 何勤, 朱晓妹. 人工智能焦虑的成因、机理与对策 [J]. 现代传播 (中国传媒大学学报), 2021, 43 (2): 24-29.

[134] 何晓丽, 王振宏, 王克静. 积极情绪对人际信任影响的线索效应 [J]. 心理学报, 2011 (12): 1408-1417.

[135] 侯飞, 粟郁. 创业自我效能感的维度研究 [J]. 会计与经济研究, 2015 (3): 90-100.

[136] 侯昭华, 宋合义, 谭乐. 安全基地型领导对员工创造力的影响机制研究 [J]. 管理学报, 2022 (8): 1143-1151.

[137] 胡东妹, 何路峰, 陈默. 领导的亲组织不道德行为与员工情绪枯

竭：情绪认知评价的理论视角 [J]. 中国人力资源开发，2021（10）：64-77.

[138] 胡家镜，张梦，马秀丽，等. 亲顾客偏离行为的顾客响应：基于道德情绪的理论模型 [J]. 心理科学进展，2021，29（12）：2119-2130.

[139] 胡键. "算法依赖症"及其对国家治理现代化的影响 [J]. 国家现代化建设研究，2023（4）：135-148.

[140] 胡晓龙，姬方卉. 政治技能对主动担责行为的影响：心理授权与不确定性规避的作用 [J]. 中国人力资源开发，2018（2）：50-60.

[141] 胡颖廉. 市场和社会共塑：新型农村集体经济发展路径——基于 51 位县委书记访谈文本的扎根理论研究 [J]. 经济社会体制比较，2023（5）：54-64.

[142] 黄杜鹃，孙涛，丁雪，等. 幽默型领导对员工越轨创新的影响：一个被调节的双中介模型 [J]. 科技进步与对策，2023（13）：141-151.

[143] 黄冠儒，刘欣. 自我效能感对创业意图的作用机制研究 [J]. 上海管理科学，2022（5）：74-79.

[144] 黄珂. 新时期提高央企员工培训的有效性分析 [J]. 质量与市场，2023（10）：172-174.

[145] 黄丽满，宋晨鹏，李军. 旅游企业员工人工智能焦虑对知识共享的作用机制：基于技术接受模型 [J]. 资源开发与市场，2020（11）：1192-1196，1258.

[146] 黄姝琪. 高绩效工作系统与员工创新行为研究：创新自我效能感的中介作用 [J]. 中国商论，2022（1）：152-155.

[147] 纪微. 授权型领导对员工创造力的影响：不确定性与创造力偏见的作用 [D]. 苏州：苏州大学，2016.

[148] 贾利军，李晏墅，管静娟. 员工工作情绪管理的机制构建 [J]. 经济管理，2010（7）：166-172.

[149] 江游, 王卉, 徐婧婵. 物流员工的工作压力与工作倦怠的关系研究: 以自我效能感为中介 [J]. 经济研究导刊, 2023 (7): 138-141.

[150] 姜福斌, 王震. 压力认知评价理论在管理心理学中的应用: 场景、方式与迷思 [J]. 心理科学进展, 2022 (12): 2825-2845.

[151] 姜冠群, 邵雯, 孙名谣, 等. 学校氛围如何影响教师的焦虑情绪: 自我效能感的中介作用 [J]. 教学研究, 2022 (3): 49-54.

[152] 蒋旭婷, 贺伟, 蒿坡. 愤怒情绪表达与领导有效性的研究综述、理论拓展与未来展望 [J]. 管理学报, 2021 (8): 1255-1264.

[153] 金陈飞, 吴杨, 池仁勇, 等. 人工智能提升企业劳动收入份额了吗? [J]. 科学学研究, 2020, 38 (1): 54-62.

[154] 雷雨, 吴超, 闪顺章, 等. 安全信息感知的不确定性分析与建模 [J]. 情报杂志, 2018 (5): 154-160.

[155] 黎艳虹. 真实型领导对员工主动行为的影响效果 [J]. 企业经济, 2022 (9): 127-136.

[156] 李彩娜, 党健宁, 何姗姗, 等. 羞怯与孤独感: 自我效能的多重中介效应 [J]. 心理学报, 2013 (11): 1251-1260.

[157] 李慧, 李天宇. 代际差异下工作价值观与自我效能感研究 [J]. 合作经济与科技, 2022 (21): 98-100.

[158] 李慧慧, 黄莎莎, 孙俊华, 等. 社会支持、创业自我效能感与创业幸福感 [J]. 外国经济与管理, 2022, 44 (8): 42-56.

[159] 李家俊, 李晏墅, 秦伟平, 等. 团队结构约束对员工创造力的影响: 基于情绪理论视角 [J]. 江苏社会科学, 2017 (1): 46-52.

[160] 李建慧. 新生代大学生人格特质与创业意向的关系研究: 以创业自我效能感为中介变量 [J]. 经营与管理, 2016 (10): 149-153.

[161] 李金枝, 王天姿, 袁宝龙. 基于人工智能技术的企业培训与开发新模

式研究［J］.商场现代化，2019（8）：75-76.

［162］李静.女性与人工智能：机遇还是挑战？：新时代女性员工发展困境与应对策略［J］.领导科学，2021（24）：69-72.

［163］李俊华，赵会军."算法时代"的领导焦虑、治理困境与疏导之策［J］.领导科学，2021（17）：45-48.

［164］李敏，于佳慧，张鑫磊，等.面向人机协作的新型交互方式应用研究［J］.人类工效学，2022（5）：19-24.

［165］李其容，杨艳宇，李春萱.父母冲突、青少年日常自我效能和学习投入：日常消极情绪与日常沉思在父母冲突调节效应中的中介作用［J］.心理发展与教育，2023（2）：236-246.

［166］李天骥.人工智能在企业员工培训中的应用研究［J］.中国中小企业，2021（7）：168-169.

［167］李燕萍，吴丹.程序公平对员工工作投入影响的研究：状态焦虑与上下级沟通的作用［J］.科学学与科学技术管理，2016（5）：138-149.

［168］李忆，喻靓茹，邱东.人与人工智能协作模式综述［J］.情报杂志，2020，39（10）：137-143.

［169］李颖.人工智能时代技术进步对就业影响的研究述评［J］.党政研究，2019（4）：120-128.

［170］李永周，王月，阳静宁.自我效能感、工作投入对高新技术企业研发人员工作绩效的影响研究［J］.科学学与科学技术管理，2015（2）：173-180.

［171］李志成，王震，祝振兵，等.基于情绪认知评价的员工绩效压力对亲组织非伦理行为的影响研究［J］.管理学报，2018（3）：358-365.

［172］梁增贤，苏思晴.恐惧还是愉悦？娱乐恐惧空间的情绪体验研究［J］.旅游学刊，2023，4（6）：56-71.

［173］凌玲，闫燕.可雇佣能力视角下的员工创新行为形成机理及组织引导

策略 [J]. 科技管理研究, 2022 (16): 154-160.

[174] 令小雄, 王鼎民, 袁健. ChatGPT 爆火后关于科技伦理及学术伦理的冷思考 [J]. 新疆师范大学学报 (哲学社会科学版), 2023 (4): 123-136.

[175] 刘大卫. 人工智能背景下人力资源雇佣关系重构及社会影响分析 [J]. 云南社会科学, 2020, 40 (1): 47-52.

[176] 刘建生, 李纪元. ChatGPT 视域下人工智能安全风险治理探析 [J]. 南方论刊, 2023 (5): 16-18, 27.

[177] 刘磊, 张怀承. 论我国主流意识形态传播的"算法焦虑"与纾解 [J]. 河南师范大学学报 (哲学社会科学版), 2022 (3): 24-30.

[178] 刘敏, 余江龙, 黄勇. 感知被上级信任如何促进员工建言行为: 心理安全感、自我效能感和权力距离的作用 [J]. 中国人力资源开发, 2018 (12): 18-27.

[179] 刘嵩, 鲍超, 曾海洋. 主管支持感对制造型企业员工人工智能焦虑的影响: 心理韧性的中介作用 [J]. 湖北文理学院学报, 2022, 43 (8): 81-88.

[180] 刘婷婷, 刘箴, 许辉煌, 等. 基于情绪认知评价理论的虚拟人情绪模型研究 [J]. 心理科学, 2020 (1): 53-59.

[181] 刘鑫, 李公法, 向峰, 等. 基于公理设计的人机协作数字孪生建模技术 [J]. 计算机集成制造系统, 2023 (11): 3547-3559.

[182] 刘烨, 汪亚珉, 卞玉龙, 等. 面向智能时代的人机合作心理模型 [J]. 中国科学: 信息科学, 2018 (4): 376-389.

[183] 刘云硕, 叶龙, 郭名, 等. 包容型领导与员工工作重塑: 一个跨层次研究 [J]. 经济与管理研究, 2021 (5): 133-144.

[184] 刘追, 郑倩, 孔令英. 不确定性规避与员工创新绩效: 知识转移的中介作用 [J]. 软科学, 2016 (10): 113-117.

[185] 隆云滔, 刘海波, 蔡跃洲. 人工智能技术对劳动力就业的影响: 基于

文献综述的视角 [J]. 中国软科学, 2020 (12): 56-64.

[186] 吕健, 陆宣. ChatGPT 为劳动者带来的机遇、挑战及其应对 [J]. 当代经济管理, 2023 (12): 1-8.

[187] 罗文豪, 霍伟伟, 赵宜萱, 等. 人工智能驱动的组织与人力资源管理变革: 实践洞察与研究方向 [J]. 中国人力资源开发, 2022 (1): 4-16.

[188] 马红涛, 楼嘉军. 服务场景对旅游购物行为意愿的作用机理: 基于不确定性规避的调节效应 [J]. 商业经济研究, 2023 (17): 59-63.

[189] 马岚. 中国会出现机器人对人工的规模替代吗?: 基于日韩经验的实证研究 [J]. 世界经济研究, 2015 (10): 71-79, 128-129.

[190] 马丽, 王姜硕. 新生代员工资质过剩感对越轨创新行为的影响: 一个被调节的多中介模型 [J]. 科技进步与对策, 2023, 4 (10): 140-149.

[191] 马苓, 刘硕, 赵曙明, 等. 多因素联动效应对知识型员工主动变革行为的驱动机制研究: 基于 AMO 理论的定性比较分析 [J]. 管理评论, 2023 (6): 205-216.

[192] 马晔风, 陈煜波, 吴邦刚. 人工智能对中国就业生态的影响 [J]. 信息化建设, 2019 (12): 50-52.

[193] 孟兆晨, 潘晓燕. 人工智能人才培训需求调研分析及对策建议: 以上海市的调研为例 [J]. 安徽科技, 2020 (12): 34-37.

[194] 米加宁, 商容轩, 张斌. 情绪认知影响移动政务用户的持续使用研究 [J]. 治理研究, 2022 (5): 45-58, 125-126.

[195] 莫宏伟, 徐立芳. 大历史观下的人工智能内涵探讨 [J]. 科技风, 2021 (34): 79-82.

[196] 裴嘉良, 刘善仕, 钟楚燕, 等. AI 算法决策能提高员工的程序公平感知吗? [J]. 外国经济与管理, 2021 (11): 41-55.

[197] 彭坚, 张兴贵, 谢彬, 等. 利用式领导会降低员工工作幸福感

吗?：基于工作要求：资源模型的解释 [J]. 外国经济与管理，2023（9）：119-134.

[198] 彭剑锋. 新一代人工智能对组织与人力资源管理的影响与挑战 [J]. 中国人力资源开发，2023（7）：8-14.

[199] 彭兰. 智媒趋势下内容生产中的人机关系 [J]. 上海交通大学学报（哲学社会科学版），2020（1）：31-40.

[200] 齐蕾，徐玉苹，刘冰. 远程办公情景下员工创造力提升路径研究：基于社会认知理论视角 [J]. 东岳论丛，2023（2）：137-144.

[201] 钱黎春，肖伟，陈麦池. 基于不确定性规避的在线用户追加评论与感知可信度研究 [J]. 安徽商贸职业技术学院学报，2022（4）：10-15.

[202] 乔梦琪，秦迎林. 人工智能时代增强物流企业员工自我效能感研究 [J]. 物流科技，2022（2）：40-42，46.

[203] 区海鹏. 企业员工情绪管理与工作绩效的关系研究 [J]. 企业改革与管理，2020（16）：77-79.

[204] 全燕. 脸性政治中的算法焦虑与缓释路径 [J]. 现代传播（中国传媒大学学报），2022（3）：125-132.

[205] 任云霞. 差序式领导对员工越轨创新的影响研究 [J]. 中国石油大学学报（社会科学版），2021（5）：39-45.

[206] 阮芳，蔡菁容，张奕蕙. 迈向 2035：4 亿数字经济就业的未来 [J]. 科技中国，2017（4）：20-26.

[207] 桑基韬，于剑. 从 ChatGPT 看 AI 未来趋势和挑战 [J]. 计算机研究与发展，2023，60（6）：1191-1201.

[208] 申楠. 算法时代的信息茧房与信息公平 [J]. 西安交通大学学报（社会科学版），2020（2）：139-144.

[209] 盛晓娟，郭辉，何勤. 人工智能技术运用何以提高员工任务绩效?

[J]. 北京联合大学学报（人文社会科学版），2022（4）：85-94.

[210] 石冠峰，郑雄，唐杰. 领导幽默与高情绪劳动者职业倦怠：积极情绪和领导-成员交换关系的链式中介作用 [J]. 新疆农垦经济，2021（7）：64-74.

[211] 石琳娜. 人工智能发展的风险与治理 [J]. 郑州轻工业大学学报（社会科学版），2023（2）：56-62.

[212] 史蒂芬·沃森，乔纳森·罗米，文森特·连恩，等. ChatGPT 与社会、教育和技术的纠缠进化：基于系统论视角 [J]. 中国教育信息化，2023（9）：12-20.

[213] 宋阳，李慧. 人工智能发展的社会风险问题研究 [J]. 北京联合大学学报（人文社会科学版），2023（3）：109-115.

[214] 苏竣，魏钰明，黄萃. 基于场景生态的人工智能社会影响整合分析框架 [J]. 科学学与科学技术管理，2021（5）：3-19.

[215] 苏涛，陈春花，李芷慧，等. 跨文化视角下员工工作对家庭冲突与工作态度关系的 Meta 研究 [J]. 管理学报，2019（11）：1650-1660.

[216] 苏涛永，林宇佳. 感知不确定性对产品众筹结果的影响：社会信息的调节作用 [J]. 金融理论与实践，2017（12）：84-90.

[217] 孙瑾，郑雨，陈静. 感知在线评论可信度对消费者信任的影响研究：不确定性规避的调节作用 [J]. 管理评论，2020（4）：146-159.

[218] 孙庆彬，冯涛，张学忠. 自我效能感测量中存在的问题与对策 [J]. 武汉体育学院学报，2005（6）：96-98.

[219] 孙伟平. 人工智能与人的"新异化"[J]. 中国社会科学，2020（12）：119-137，202-203.

[220] 孙永波，胡晓鹍，丁沂昕. 员工培训、工作重塑与主动性行为：任务情境的调节作用 [J]. 外国经济与管理，2020（1）：70-84.

[221] 汤冬玲，董妍，俞国良，等．情绪调节自我效能感：一个新的研究主题 [J]．心理科学进展，2010（4）：598-604.

[222] 唐春勇，李亚莉，赵曙明．发展型人力资源管理实践研究：概念内涵、量表开发及检验 [J]．南开管理评论，2021（4）：85-97.

[223] 涂婷婷，赵琛徽．远程办公对员工越轨创新行为的影响研究：角色宽度自我效能和工作重塑的链式中介模型 [J]．财经论丛，2023（6）：93-102.

[224] 涂艳，蒿坡，龙立荣．工作替代还是工作转型？技术型工作不安全感的内涵、影响后果及来源 [J]．心理科学进展，2023（8）：1359-1373.

[225] 汪佩洁．算法时代的劳动社会学：评 Alex Rosenblat《优步的世界：算法是如何改写工作规则的》[J]．清华社会学评论，2019（2）：170-179.

[226] 王碧英，高日光，舒夏俊．职场地位：多面性及其动态影响机制 [J]．心理科学进展，2020（6）：904-923.

[227] 王才，周文斌，赵素芳．机器人规模应用与工作不安全感——基于员工职业能力调节的研究 [J]．经济管理，2019，41（4）：111-126.

[228] 王长莲．基于岗位分析和人力资源测评的人岗匹配 [J]．中小企业管理与科技，2023（2）：114-116.

[229] 王丹妮，符纯洁，魏江茹．互联网企业人力资源培训与开发柔性化策略探究：以 JQ 公司为例 [J]．经营与管理，2021（6）：91-95.

[230] 王东，张振．人工智能的时代意涵：基于技术变革的风险及规避的视角 [J]．江海学刊，2020（4）：122-127.

[231] 王锋．从人机分离到人机融合：人工智能影响下的人机关系演进 [J]．学海，2021（2）：84-89.

[232] 王金雪，尹亚辉，牛昆．人工智能嵌入政务新媒体：赋能、风险与应对 [J]．领导科学论坛，2023（4）：17-22.

[233] 王君，杨威．人工智能等技术对就业影响的历史分析和前沿进展

[J]．经济研究参考，2017（27）：11-25.

[234] 王天民，郑丽丽．算法技术赋能意识形态的风险透视及治理之策 [J]．云南社会科学，2023（6）：70-79.

[235] 王天民，郑丽丽．智能媒介的思想政治教育功能及其优化 [J]．思想教育研究，2022（10）：38-44.

[236] 王潇，李文忠，杜建刚．情绪感染理论研究述评 [J]．心理科学进展，2010（8）：1236-1245.

[237] 王小章．论焦虑：不确定性时代的一种基本社会心态 [J]．浙江学刊，2015（1）：183-193.

[238] 王学义，何泰屹．人力资本对人工智能企业绩效的影响——基于中国282 家人工智能上市企业的分析 [J]．中国人口科学，2021（5）：88-101，128.

[239] 王雪冰．企业文化与企业培训体系的融合发展 [J]．人才资源开发，2021（23）：75-76.

[240] 王艳子，王聪荣．自我牺牲型领导对员工建设性越轨行为的影响机制 [J]．科学学与科学技术管理，2020（3）：94-108.

[241] 王兆轩．生成式人工智能浪潮下公民数字素养提升：基于 ChatGPT 的思考 [J]．图书馆理论与实践，2023（5）：78-86.

[242] 王振源，姚明辉．工作场所人机协作对员工影响的研究述评 [J]．外国经济与管理，2022（9）：86-102.

[243] 魏顺光．AIGC 爆火的法律困境及其应对之道——基于 ChatGPT 为中心的思考 [J]．人工智能，Doi：10. 16453/j. 2096-5036. 202342.

[244] 魏巍，白润泽，黄杜鹃，等．地位提升事件强度对员工创造力的影响：自我效能与归因倾向的作用 [J]．中国人力资源开发，2021（11）：80-93.

[245] 魏雪松．提高生成式人工智能伦理要求的研究 [J]．经营与管理，

2023. Doi：10. 16517/j. cnki. cn12-1034/f. 20230815. 001.

[246] 温馨，肖剑科. 管理者与一般员工的消极情绪对比研究 [J]. 管理工程学报，2010（2）：40-47.

[247] 吴小龙，肖静华，吴记. 当创意遇到智能：人与 AI 协同的产品创新案例研究 [J]. 管理世界，2023（5）：112-126，144+127.

[248] 夏福斌，王丽芳. 感知上级信任增进下属建言的多重中介效应机制研究 [J]. 兰州财经大学学报，2021（6）：101-110.

[249] 夏诗环. 情绪对决策的影响及其神经机制 [J]. 心理学进展，2022，12（2）：381-389.

[250] 夏莹，吴婧睿，杜亚娜. 威权型领导对员工帮助行为的影响：一个有中介的调节模型 [J]. 管理科学，2021（3）：42-52.

[251] 萧子扬，马恩泽. "机器焦虑" 和人工智能时代的主要社会学议题 [J]. 大数据时代，2018（8）：34-39.

[252] 肖峰. 生成式人工智能介入知识生产的功用探析——借助 ChatGPT 和 "文心一言" 探究数字劳动的体验 [J]. 重庆邮电大学学报（社会科学版），2023（4）：1-10.

[253] 肖静华，吴小龙，谢康，等. 信息技术驱动中国制造转型升级——美的智能制造跨越式战略变革纵向案例研究 [J]. 管理世界，2021，37（3）：161-179，225，11.

[254] 肖静华，谢康，迟嘉昱. 智能制造、数字孪生与战略场景建模 [J]. 北京交通大学学报（社会科学版），2019，18（2）：69-77.

[255] 肖林生，杨婧萍. 独立学院转设背景下不确定性规避对教师工作不安全感的影响：一个有调节的中介效应模型 [J]. 中国劳动关系学院学报，2023（1）：81-92.

[256] 肖伟胜. 焦虑：当代社会转型期的文化症候 [J]. 西南大学学报（社

会科学版)，2014（5）：1-15.

[257] 肖兴政，冉景亮，龙承春．人工智能对人力资源管理的影响研究 [J]．四川理工学院学报（社会科学版），2018（6）：37-51.

[258] 谢萌萌，夏炎，潘教峰，等．人工智能、技术进步与低技能就业：基于中国制造业企业的实证研究 [J]．中国管理科学，2020（12）：54-66.

[259] 徐光，王嘉瑞，魏宇．工作头衔与成员创新行为：不确定性规避的调节作用 [J]．领导科学，2019（12）：42-45.

[260] 徐鹏，徐向艺．人工智能时代企业管理变革的逻辑与分析框架 [J]．管理世界，2020（1）：122-129，238.

[261] 徐正丽，文博奚，谢梅英，等．基于大数据技术的 AI 岗位需求分析研究 [J]．广西科学，2021（3）：321-329.

[262] 徐宗本．人工智能的 10 个重大数理基础问题 [J]．中国科学：信息科学，2021（12）：1967-1978.

[263] 许军，吴陈锐，刘继光．员工培训对企业技术创新的影响：基于中国微观企业数据的实证研究 [J]．北京交通大学学报（社会科学版），2020（1）：77-85.

[264] 薛卓晶，刘啸，朱嘉瑶．员工情绪调动的艺术研究：基于女性管理者的视角 [J]．现代商业，2021（22）：141-143.

[265] 闫雪凌，朱博楷，马超．工业机器人使用与制造业就业：来自中国的证据 [J]．统计研究，2020（1）：74-87.

[266] 严瑜，吴艺苑，郭永玉．基于认知和情绪反应的工作场所无礼行为发展模型 [J]．心理科学进展，2014（1）：150-159.

[267] 颜爱民，刘晶玲，李亚丽，等．企业社会责任内在归因对员工建设性越轨行为的影响机制研究 [J]．中南大学学报（社会科学版），2023（1）：96-107.

［268］杨滨伊．落袋为安与谋求发展：基于自我决定理论的外卖骑手工作动机分析［J］．中国劳动研究，2021：127-145.

［269］杨赓，周慧颖，王柏村．数字孪生驱动的智能人机协作：理论、技术与应用［J］．机械工程学报，2022（18）：279-291.

［270］杨露露，肖群雄．员工情绪、员工绩效和工作满意度之间的影响［J］．中国集体经济，2019（8）：105-106.

［271］杨选辉，严章宽．CAC 范式下在线健康社区用户算法回避行为的影响因素研究［J］．现代情报，2024（2）：130-141.

［272］姚凯．自我效能感研究综述：组织行为学发展的新趋势［J］．管理学报，2008（3）：463-468.

［273］于桂兰，杜凝乔．员工非正式地位对建言行为的影响：能力信任和自我效能感的链式中介作用［J］．东北师大学报（哲学社会科学版），2023（3）：130-140.

［274］于凯悦，张昭俊．基于人工智能的公务员初任培训模式构建［J］．知识经济，2018（24）：31-32.

［275］于姗姗．阻碍性压力源对新生代员工离职倾向的影响：一个有调节的中介效应模型［J］．现代商业，2021（29）：46-49.

［276］余玲铮，魏下海，孙中伟，等．工业机器人、工作任务与非常规能力溢价：来自制造业"企业-工人"匹配调查的证据［J］．管理世界，2021（1）：47-59+4.

［277］余志远．基于资源保存理论的领导授权赋能与员工创新绩效关系研究［J］．武汉商学院学报，2022（2）：66-73.

［278］曾大军，张柱，梁嘉琦，等．机器行为与人机协同决策理论和方法［J］．管理科学，2021（6）：55-59.

［279］詹小慧，杨东涛，栾贞增，等．主动性人格对员工创造力的影响：自

我学习和工作投入的中介作用 [J]. 软科学, 2018 (4)：82-85.

[280] 张灿. 人工智能深度伪造技术的伦理风险与虚无困境 [J]. 山东科技大学学报 (社会科学版), 2023 (2)：11-19.

[281] 张晨阳, 潘梦, 汪国银. 领导授权赋能对员工工作激情的影响：基于新生代员工的研究 [J]. 经营与管理, 2022 (3)：115-121.

[282] 张承龙. 创业培训能提升可持续创业意向吗?：自我效能感与家庭效能感链式中介效应分析 [J]. 企业经济, 2023 (9)：93-102.

[283] 张鼎昆, 方俐洛, 凌文辁. 自我效能感的理论及研究现状 [J]. 心理学动态, 1999 (1)：39-43+11.

[284] 张风帆. 人工智能时代的前景研究 [J]. 云南社会科学, 2020 (1)：53-58+186.

[285] 张广胜, 杨春荻. 高绩效工作系统能为何类员工带来幸福感?：基于人本主义心理学和环境心理学视角 [J]. 工程管理科技前沿, 2022 (5)：65-72.

[286] 张国华, 戴必兵. 无法忍受不确定性研究进展 [J]. 首都师范大学学报 (社会科学版), 2012 (2)：124-130.

[287] 张海波. 风险社会视野中的公共管理变革 [J]. 南京大学学报 (哲学·人文科学·社会科学), 2017 (4)：57-65, 158.

[288] 张恒, 高中华, 徐燕. AI 技术替代感对工作场所人与 AI 合作意愿的影响机制 [J]. 软科学, 2024 (3)：107-114.

[289] 张辉, 刘鹏, 姜钧译, 曾雄. ChatGPT：从技术创新到范式革命 [J]. 科学学研究, Doi：10. 16192/j. cnki. 1003-2053. 20230626. 001.

[290] 张慧, 杨洋, 王鑫, 等. 知识型员工组织支持、自我效能感与职业倦怠的关系研究 [J]. 经营与管理, 2021 (8)：108-113.

[291] 张建民, 顾春节, 杨红英. 人工智能技术与人力资源管理实践：影响逻辑与模式演变 [J]. 中国人力资源开发, 2022 (1)：17-34.

［292］张建卫，滑卫军，郑文峰，等．成长型心智模式何以激发研究生学术激情：基于社会认知理论的视角［J］．中国高教研究，2022（12）：59-65．

［293］张劲松，武红阵．人工智能嵌入人类生活的风险及其防控［J］．苏州大学学报（哲学社会科学版），2021，42（5）：26-33．

［294］张敬威．ChatGPT 的教育审思：他异关系技术的教育挑战及应用伦理限度［J］．电化教育研究，2023（9）：5-11，25．

［295］张莉，孙晓宁，朱庆华．基于三元交互模型的社会化搜索用户行为研究［J］．情报理论与实践，2021（4）：40-49．

［296］张璐．通用人工智能风险治理与监管初探：ChatGPT 引发的问题与挑战［J］．电子政务，2023（9）：14-24．

［297］张敏．解铃还须系铃人：疫情之下企业家身份焦虑的诱因与化解［J］．商业经济与管理，2020（4）：29-38．

［298］张奇勇，卢家楣，闫志英，等．情绪感染的发生机制［J］．心理学报，2016（11）：1423-1433．

［299］张强，施晚弟．目标设置如何影响公共项目绩效：自我效能感的中介效应和组织沟通的调节效应［J］．吉首大学学报（社会科学版），2022（5）：93-109．

［300］张铤．人工智能嵌入社会治理的风险及其规避［J］．浙江工商大学学报，2022（3）：120-126．

［301］张樨樨，郝兴霖，王炳成．领导者心理韧性下行传递效应的多元实现路径［J］．南开管理评论，2022，4（2）：28-37．

［302］张献．员工自恋人格对主观职业成功的影响：职业自我效能感的中介作用［J］．经营与管理，2022（2）：110-116．

［303］张璇，束世宇．儒家文化、外来文化冲击与企业创新［J］．科研管理，2022（9）：194-200．

［304］张玉春，原军超．社会排斥对亲社会行为的影响：自我效能感的调节作用［J］．心理月刊，2022（10）：36-38.

［305］张玉清．人工智能的安全风险与隐私保护［J］．信息安全研究，2023（6）：498-499.

［306］张钺，李正风，潜伟．从 ChatGPT 到人机协作的知识共建［J］．科学学研究，2023（12）：2131-2137.

［307］张跃先，马钦海，张晓飞．基于感知不确定性和顾客类型交互作用的网上免费赠品与顾客惊喜的关系研究［J］．管理学报，2019（1）：104-115.

［308］张征，贺伟．大学生数字囤积行为的影响因素及组态路径研究［J］．情报理论与实践，2023（1）：108-114.

［309］赵放，刘雨佳．人工智能时代我国劳动关系变革的趋势、问题与应对策略［J］．求是学刊，2020（5）：58-65.

［310］赵富强，祝含秋，陈耘，等．上司创意拒绝、知识型员工离散情绪与趋避行为：基于情绪认知评价理论视角［J］．南开管理评论，2023（6）：128-139.

［311］赵磊磊，陈祥梅，马志强．人工智能时代教师技术焦虑：成因分析与消解路向［J］．首都师范大学学报（社会科学版），2022（6）：138-149.

［312］赵磊磊，张黎，章璐，等．中小学教师的人工智能焦虑：现状分析与消解路向［J］．现代教育技术，2022（3）：81-91.

［313］赵修文，杨国坤，肖金岑，等．情绪认知评价视角下明星员工亲组织不道德行为的诱发机制研究［J］．软科学，2023，4（3）：123-128.

［314］赵旭．复原机制，缓解员工心理焦虑［J］．人力资源，2022（10）：28-29.

［315］赵迎华，高天书．马克思主义哲学如何观照现代信息文明——以 ChatGPT 等新一代生成式人工智能为例［J］．学术探索，2023（10）：24-36.

[316] 赵渊．人机关系与信息传播变革 [J]．现代传播（中国传媒大学学报），2019（6）：150-154．

[317] 赵梓昕，臧志彭．激励与治理：社会认知视角下平台型媒体的媒介信任机制：基于身份认同的中介效应实证 [J]．科学与管理，2023，4（2）：82-91．

[318] 郑绵君，包金莲，黄红丽．社会认知理论信息技术联合助产士主导全孕期体重管理模式对孕妇自我效能、孕期体重管理及妊娠结局的影响 [J]．黑龙江医学，2023（14）：1685-1688．

[319] 郑南宁．人工智能新时代 [J]．智能科学与技术学报，2019（1）：1-3．

[320] 郑勤华，覃梦媛，李爽．人机协同时代智能素养的理论模型研究 [J]．复旦教育论坛，2021（1）：52-59．

[321] 郑雪娇，朱秀梅．高管团队权力集中度对企业创新强度的影响：CEO 不确定性规避的调节作用 [J]．科技促进发展，2022（1）：111-119．

[322] 郑勇华，孙延明，尹剑峰．智能化转型、智能化能力与制造企业转型绩效——战略匹配的调节作用 [J]．科技进步与对策，2022，39（18）：99-109．

[323] 周昊杨，刘洪．数字变革型领导力对员工数字化转型开放性的影响机制研究：一个被调节的中介模型 [J]．软科学，2023，4（4）：89-94．

[324] 周劲波，宋站阳．领导授权赋能对员工创新行为的影响机制：不确定性规避和差错管理氛围的调节作用 [J]．科技管理研究，2020（14）：140-148．

[325] 周利敏，谷玉萍．人工智能时代的社会风险治理创新 [J]．河海大学学报（哲学社会科学版），2021（3）：38-45+106-107．

[326] 周琼瑶，郑兴山，陈明艳．责任型领导对员工工作投入和家庭投入的双边效应 [J]．经济与管理研究，2022（9）：93-108．

[327] 周文，耿元．人工智能发展更容易替代哪些工作岗位？[J]．中国科技论坛，2020（11）：171-179．

[328] 周文斌, 王才. 机器人使用对工作绩效的影响及其作用机制——以中低端技能岗位员工为例的研究 [J]. 中国软科学, 2021 (4): 106-119.

[329] 周文霞, 郭桂萍. 自我效能感: 概念、理论和应用 [J]. 中国人民大学学报, 2006 (1): 91-97.

[330] 周燕, 钱慧池, 王楠. 隐性知识共享对知识型员工越轨创新的影响机制研究: 角色宽度自我效能感与工作繁荣的链式中介作用 [J]. 科技进步与对策, 2023 (11): 151-160.

[331] 朱千林, 魏峰, 杜恒波. 职场排斥与旁观者行为选择: 情绪和目标互依性的作用 [J]. 外国经济与管理, 2020 (6): 86-98.

[332] 朱晓红, 张欣, 孙淳. 高科技企业离职员工创业机会创新性的影响机制研究: 基于模糊集定性比较分析 [J]. 科技进步与对策, 2022 (14): 143-152.

[333] 朱晓妹, 任晶晶, 何勤. 人工智能技术应用会引发员工的消极情绪吗? ——基于资源保存理论的视角 [J]. 中国临床心理学杂志, 2020, 28 (6): 1285-1288.

[334] 朱晓妹, 王森, 何勤. 人工智能嵌入视域下岗位技能要求对员工工作旺盛感的影响研究 [J]. 外国经济与管理, 2021 (11): 15-25.

[335] 朱镇, 赵晶. 企业电子商务采纳的战略决策行为: 基于社会认知理论的研究 [J]. 南开管理评论, 2011 (3): 151-160.

[336] 庄可. 自我效能感在心理素质优化中的作用及强化策略 [J]. 现代中小学教育, 2005 (12): 52-54.

附录 A

附表 A-1 调节的中介效应分析结果

结果变量	调节变量（不确定性规避）	条件间接效应				有调节的中介效应			
		效应值	S. E. (Boot)	BootLLCI	BootULCI	INDEX	S. E. (Boot)	BootLLCI	BootULCI
员工 AI 焦虑	2.5848	0.0679	0.0212	0.0321	0.1160	-0.0153	0.0104	-0.0399	0.0019
	3.4140	0.0552	0.0171	0.0252	0.0933				
	4.2431	0.0425	0.0169	0.0159	0.0831				
AI 技术学习焦虑	2.5848	0.0698	0.0239	0.0282	0.1252	-0.0157	0.0110	-0.0441	0.0013
	3.4140	0.0568	0.0192	0.0220	0.0987				
	4.2431	0.0437	0.0183	0.0152	0.0880				
工作替代焦虑	2.5848	0.0645	0.0227	0.0260	0.1174	-0.0145	0.0102	-0.0394	0.0015
	3.4140	0.0525	0.0184	0.0210	0.0938				
	4.2431	0.0404	0.0173	0.0137	0.0830				
AI 配置担忧	2.5848	0.0702	0.0258	0.0253	0.1283	-0.0158	0.0111	-0.0449	0.0013
	3.4140	0.0571	0.0210	0.0193	0.1024				
	4.2431	0.0440	0.0197	0.0138	0.0930				

结果变量	调节变量（不确定性规避）	条件间接效应				有调节的中介效应			
		效应值	S. E. (Boot)	BootLLCI	BootULCI	INDEX	S. E. (Boot)	BootLLCI	BootULCI
社会技术盲症	2. 5848	0. 0669	0. 0233	0. 0275	0. 1193				
	3. 4140	0. 0544	0. 0189	0. 0216	0. 0969	-0. 0151	0. 0104	-0. 0422	0. 0004
	4. 2431	0. 0419	0. 0179	0. 0156	0. 0874				

资料来源：笔者整理。

附表 A-2　调节的中介效应分析结果

结果变量	调节变量（AI 技术培训）	条件间接效应				有调节的中介效应			
		效应值	S. E. (Boot)	BootLLCI	BootULCI	INDEX	S. E. (Boot)	BootLLCI	BootULCI
员工 AI 焦虑	2. 4393	0. 0594	0. 0208	0. 0254	0. 1090				
	3. 3836	0. 0489	0. 0160	0. 0225	0. 0864	-0. 0110	0. 0092	-0. 0322	0. 0050
	4. 3280	0. 0385	0. 0152	0. 0151	0. 0752				
AI 学习焦虑	2. 4393	0. 0611	0. 0230	0. 0244	0. 1158				
	3. 3836	0. 0504	0. 0178	0. 0215	0. 0912	-0. 0114	0. 0095	-0. 0348	0. 0040
	4. 3280	0. 0396	0. 0164	0. 0148	0. 0802				
工作替代焦虑	2. 4393	0. 0564	0. 0218	0. 0207	0. 1087				
	3. 3836	0. 0465	0. 0171	0. 0185	0. 0861	-0. 0105	0. 0090	-0. 0334	0. 0037
	4. 3280	0. 0366	0. 0160	0. 0126	0. 0775				
AI 配置担忧	2. 4393	0. 0614	0. 0246	0. 0209	0. 1190				
	3. 3836	0. 0506	0. 0193	0. 0187	0. 0947	-0. 0114	0. 0100	-0. 0366	0. 0044
	4. 3280	0. 0398	0. 0177	0. 0133	0. 0856				
社会技术盲症	2. 4393	0. 0585	0. 0214	0. 0228	0. 1065				
	3. 3836	0. 0483	0. 0170	0. 0193	0. 0847	-0. 0109	0. 0090	-0. 0328	0. 0045
	4. 3280	0. 0380	0. 0162	0. 0130	0. 0771				

资料来源：笔者整理。

附表 A-3　调节的中介效应分析结果

结果变量	调节变量(不确定性规避)	调节变量(AI技术培训)	条件间接效应 效应值	S.E.(Boot)	BootLLCI	BootULCI	不确定性规避有调节的中介效应 INDEX	S.E.(Boot)	BootLLCI	BootULCI	AI技术培训有调节的中介效应 INDEX	S.E.(Boot)	BootLLCI	BootULCI
员工AI焦虑	2.5848	2.4393	0.0613	0.0201	0.0279	0.1090								
	2.5848	3.3836	0.0553	0.0185	0.0258	0.1004								
	2.5848	4.3280	0.0494	0.0211	0.0188	0.1054								
	3.4140	2.4393	0.0519	0.0190	0.0221	0.1011								
	3.4140	3.3836	0.0460	0.0152	0.0215	0.0824	-0.0113	0.0103	-0.0373	0.0054	-0.0063	0.0097	-0.0288	0.0110
	3.4140	4.3280	0.0401	0.0163	0.0155	0.0810								
	4.2431	2.4393	0.0426	0.0216	0.0101	0.0992								
	4.2431	3.3836	0.0367	0.0162	0.0124	0.0771								
	4.2431	4.3280	0.0308	0.0151	0.0088	0.0693								
AI技术学习焦虑	2.5848	2.4393	0.0630	0.0225	0.0257	0.1171								
	2.5848	3.3836	0.0569	0.0201	0.0240	0.1044								
	2.5848	4.3280	0.0509	0.0218	0.0175	0.1072								
	3.4140	2.4393	0.0534	0.0211	0.0207	0.1072								
	3.4140	3.3836	0.0473	0.0167	0.0196	0.0867	-0.0116	0.0107	-0.0396	0.0050	-0.0064	0.0100	-0.0308	0.0103
	3.4140	4.3280	0.0413	0.0169	0.0147	0.0817								
	4.2431	2.4393	0.0438	0.0233	0.0098	0.1035								
	4.2431	3.3836	0.0377	0.0176	0.0112	0.0819								
	4.2431	4.3280	0.0317	0.0158	0.0078	0.0711								
	4.2431	4.3280	0.0292	0.0151	0.0070	0.0678								

续表

结果变量	调节变量（不确定性规避）	调节变量（AI技术培训）	条件间接效应				不确定性规避有调节的中介效应				AI技术培训有调节的中介效应			
			效应值	S. E.（Boot）	BootLLCI	BootULCI	INDEX	S. E.（Boot）	BootLLCI	BootULCI	INDEX	S. E.（Boot）	BootLLCI	BootULCI
工作替代焦虑	2.5848	2.4393	0.0582	0.0216	0.0216	0.1084								
	2.5848	3.3836	0.0526	0.0198	0.0201	0.0994								
	2.5848	4.3280	0.0470	0.0216	0.0161	0.1051								
	3.4140	2.4393	0.0493	0.0200	0.0178	0.0971								
	3.4140	3.3836	0.0437	0.0162	0.0164	0.0809	-0.0107	0.0101	-0.0383	0.0043	-0.0059	0.0091	-0.0286	0.0091
	3.4140	4.3280	0.0381	0.0166	0.0130	0.0803								
	4.2431	2.4393	0.0405	0.0217	0.0084	0.0963								
	4.2431	3.3836	0.0349	0.0166	0.0100	0.0765								
	4.2431	4.3280	0.0292	0.0151	0.0070	0.0678								
AI配置担忧	2.5848	2.4393	0.0634	0.0244	0.0231	0.1228								
	2.5848	3.3836	0.0572	0.0220	0.0214	0.1099								
	2.5848	4.3280	0.0511	0.0237	0.0168	0.1144								
	3.4140	2.4393	0.0537	0.0229	0.0181	0.1108								
	3.4140	3.3836	0.0476	0.0184	0.0173	0.0923	-0.0116	0.0111	-0.0410	0.0046	-0.0065	0.0104	-0.0322	0.0109
	3.4140	4.3280	0.0415	0.0185	0.0135	0.0887								
	4.2431	2.4393	0.0440	0.0249	0.0081	0.1092								
	4.2431	3.3836	0.0379	0.0189	0.0103	0.0878								
	4.2431	4.3280	0.0318	0.0169	0.0081	0.0786								

续表

结果变量	调节变量（不确定性规避）	调节变量（AI技术培训）	条件间接效应				不确定性规避有调节的中介效应				AI技术培训有调节的中介效应			
			效应值	S. E. (Boot)	BootLLCI	BootULCI	INDEX	S. E. (Boot)	BootLLCI	BootULCI	INDEX	S. E. (Boot)	BootLLCI	BootULCI
社会技术盲症	2.5848	2.4393	0.0604	0.0215	0.0235	0.1104								
	2.5848	3.3836	0.0546	0.0199	0.0215	0.1010								
	2.5848	4.3280	0.0487	0.0222	0.0169	0.1088								
	3.4140	2.4393	0.0512	0.0200	0.0196	0.1020								
	3.4140	3.3836	0.0454	0.0163	0.0179	0.0825	0.0111	0.0105	−0.0390	0.0047	−0.0062	0.0097	−0.0296	0.0105
	3.4140	4.3280	0.0395	0.0172	0.0133	0.0817								
	4.2431	2.4393	0.0420	0.0221	0.0094	0.1007								
	4.2431	3.3836	0.0362	0.0169	0.0111	0.0808								
	4.2431	4.3280	0.0303	0.0157	0.0069	0.0696								

资料来源：笔者整理。

附录 B

附表 B-1　量表和文献来源

构念	题项
人-机协作是基于 Parasuraman 和 Colby（2015）开发的量表修改得来	1. 我能熟练操作机器人来完成工作 2. 使用机器人让我的工作越来越轻松 3. 我对机器人的协作很满意 4. 我能安全地操作机器人 5. 我能舒适地操作机器人 6. 我能利用机器人进行工作上的创新 7. 我认为，长期使用机器人可以帮助我进行工作上的创新 8. 当发生意外时，机器人能做出保护人的行为
自我效能感量表选自 Ng 和 Lucianetti（2016）的研究	1. 我认为我比大多数与我共事的人更能应对变化 2. 当所在的组织发生重大变化时，我觉得我可以轻松应对 3. 我毫不怀疑，在组织变革后，我依然会表现出色 4. 我相信在组织变革后，我会在现有的工作岗位上表现出色

续表

构念	题项
员工 AI 焦虑选自 Wang 和 Wang（2019）的研究	1. 学习一节有关 AI 技术/产品发展趋势的课程使我焦虑 2. 学习使用 AI 技术/产品使我焦虑 3. 学习了解使用 AI 技术/产品的特色功能使我焦虑 4. 学习怎么与 AI 技术/产品互动使我焦虑 5. 学习与 AI 技术/产品相关的特色功能使我焦虑 6. 学习与 AI 技术/产品互动使我焦虑 7. 无法跟上 AI 技术/产品的更新使我焦虑 8. 阅读一本 AI 技术/产品的使用手册使我焦虑 9. 我害怕一项 AI 技术/产品会代替人类的工作 10. 如果开始使用 AI 技术/产品，我害怕会依赖它们，同时让我丧失一些推理能力 11. 我害怕广泛使用智能机器人会使人没有工作可做 12. 我害怕一项 AI 技术/产品让我有依赖性 13. 我害怕一项 AI 技术/产品让我变得更加懒惰 14. 我害怕一项 AI 技术/产品会代替人类 15. 我发现 AI 技术/产品（如仿真机器人）很可怕 16. 我发现 AI 技术/产品（如仿真机器人）令人生畏 17. 我不知道为什么，AI 技术/产品（如机器人）让我害怕 18. 我担心 AI 技术/产品可能会失控或出现故障 19. 我担心 AI 技术/产品可能会被滥用 20. 我害怕 AI 技术/产品可能会引起各种相关问题 21. 我害怕 AI 技术/产品可能会导致机器人自主
不确定性规避（UA）量表选自 Jung 和 Kellaris（2004）的研究	1. 我更喜欢墨守成规而不喜欢天马行空 2. 我更喜欢具体的、详细的指令而不是泛泛的指导方针 3. 当我不知道结果时，我很容易感到焦虑 4. 当我无法预知后果时，我会有压力 5. 当结果无法预测时，我不会冒险 6. 我认为不应该仅仅因为务实的原因而去打破规则 7. 我不喜欢模棱两可的情况
人工智能技术培训是基于人力资源管理实践量表中员工培训分量表中的题项（Youndt et al.，1996），结合本书探讨的主要问题修改得来	1. 公司经常以人-机协作为主题培训员工 2. 公司制定了有关人-机协作方面的规章制度和详细的培训流程 3. 公司提供了有关人-机协作方面的技术技能培训 4. 公司提供了解决人-机协作问题的技能培训

资料来源：笔者整理。